# 大きな字で読む「医者いらず」の食べ物事典

石原結實

PHP文庫

○本表紙図柄＝ロゼッタ・ストーン（大英博物館蔵）
○本表紙デザイン＋紋章＝上田晃郷

大きな字で読む「医者いらず」の食べ物事典　もくじ

第2章　**薬になる穀物**（**穀類・豆類・種実類**）

## 第3章　薬になる果物（果実類）

## 第4章　薬になる魚介類

## 第5章　薬になるその他の食材

本文イラスト　須藤裕子

# 序章

## 食べ物を変えれば健康になれる！

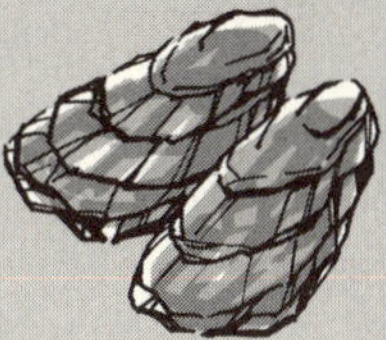

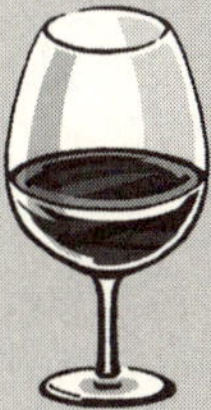

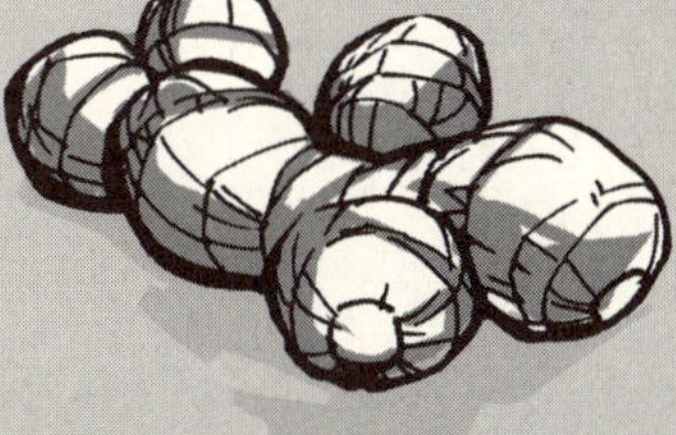

## ●食生活によって病気は変化する

第二次世界大戦後（一九四五年）、日本人の生活は一変しましたが、食生活にも大きな変化が表れました。一九五〇（昭和二十五）年と比べ、二〇一五（平成二十七）年は、肉、卵、牛乳（乳製品を含む）の一日あたりの摂取量は、それぞれ一一倍、六・三倍、一九倍……と驚くほど増加し、逆に、コメの摂取量は約半分、イモ類の摂取量に至っては、約一〇分の一に減少したのです（図1）。

その結果、日本型の脳卒中である脳出血は激減し、ガンも日本型の胃ガン、子宮頸ガンが減少し、欧米型の脳卒中である脳梗塞（血栓）や、欧米型のガンである肺ガン、大腸ガン、乳・卵巣・子宮体ガン、前立腺ガン、すい臓ガン、食道ガン、白血病が激増してきたのです。また、戦前はほと

## 図1 ◎日本人の食生活（1日あたり摂取量）の変化

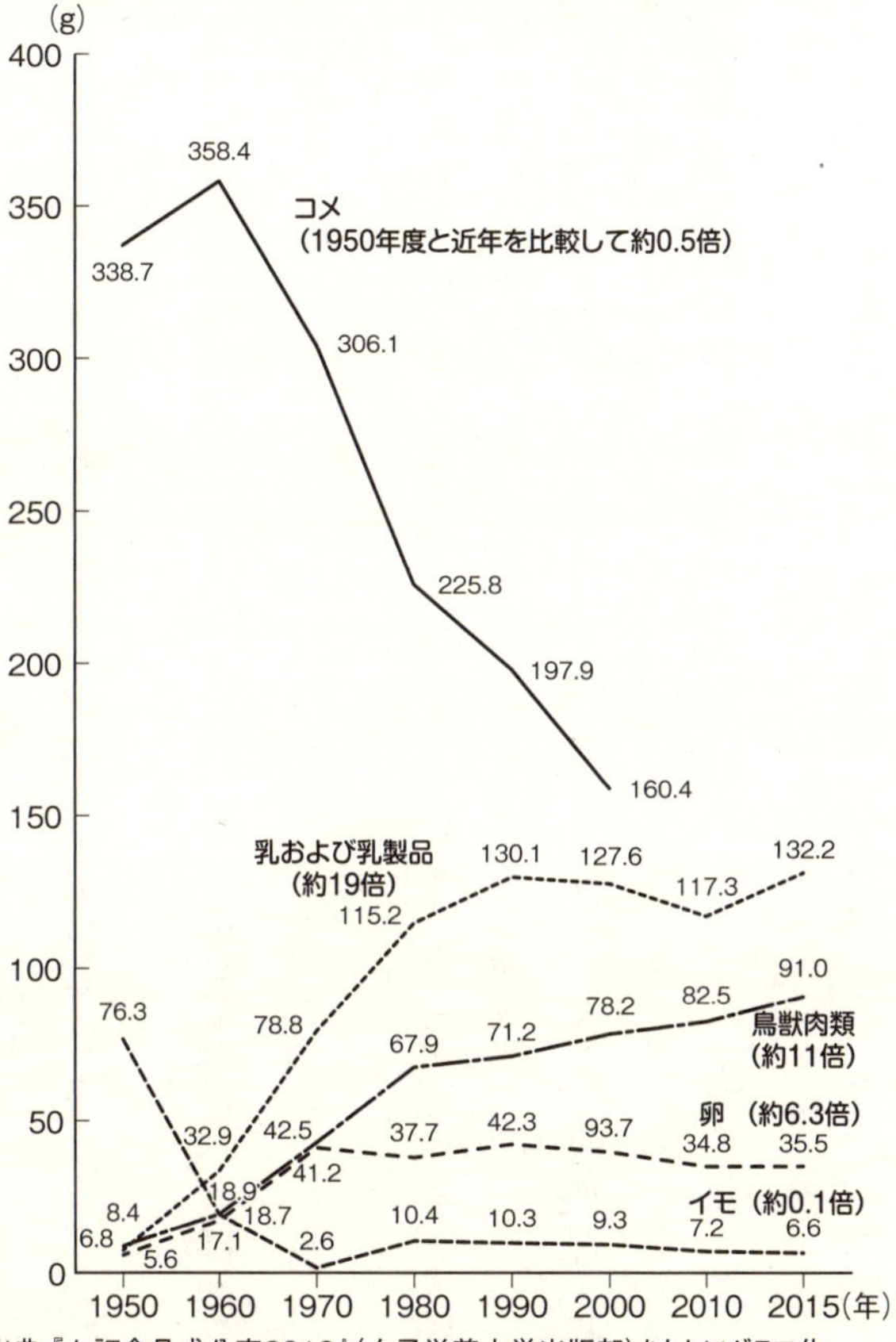


出典:『七訂食品成分表2018』(女子栄養大学出版部)をもとにグラフ化

んど日本になかった、心筋梗塞、糖尿病、痛風、脂肪肝などの生活習慣病をはじめ、アレルギー、膠原病《こうげんびょう》など、免疫の異常によるとされる疾病も著増しています。

つまり、食生活の欧米化によって病気が欧米化してきた、と言えるわけです。

「欧米型の食生活」と「欧米型の病気」の総本山とも言うべき、米国での食物や病気の変遷を垣間見ると、面白いことがわかります。

米国人の食生活も、一九一〇年を基点にすると、まず、乳製品の摂取が増加しはじめ、一九四〇年頃から肉類と卵の摂取が多くなっていきます(図2)。すると、ガンのタイプもそれに呼応するかたちで変わっていることがわかります。

つまり、女性の場合、胃ガンと子宮ガンが漸減《ぜんげん》していき、乳ガン、白血

図２ ◎ 米国の食物摂取状況の推移

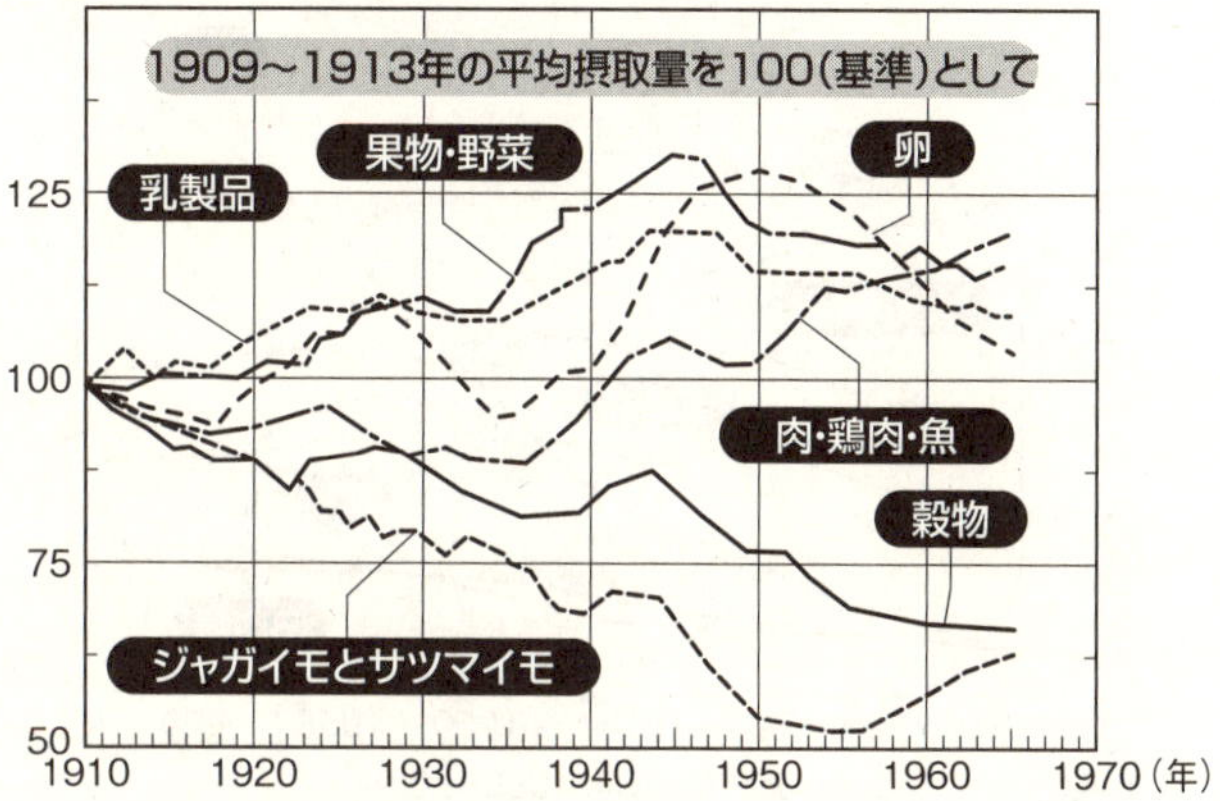


図３ ◎ 米国における臓器別にみたガンによる死亡率の比較(女性)

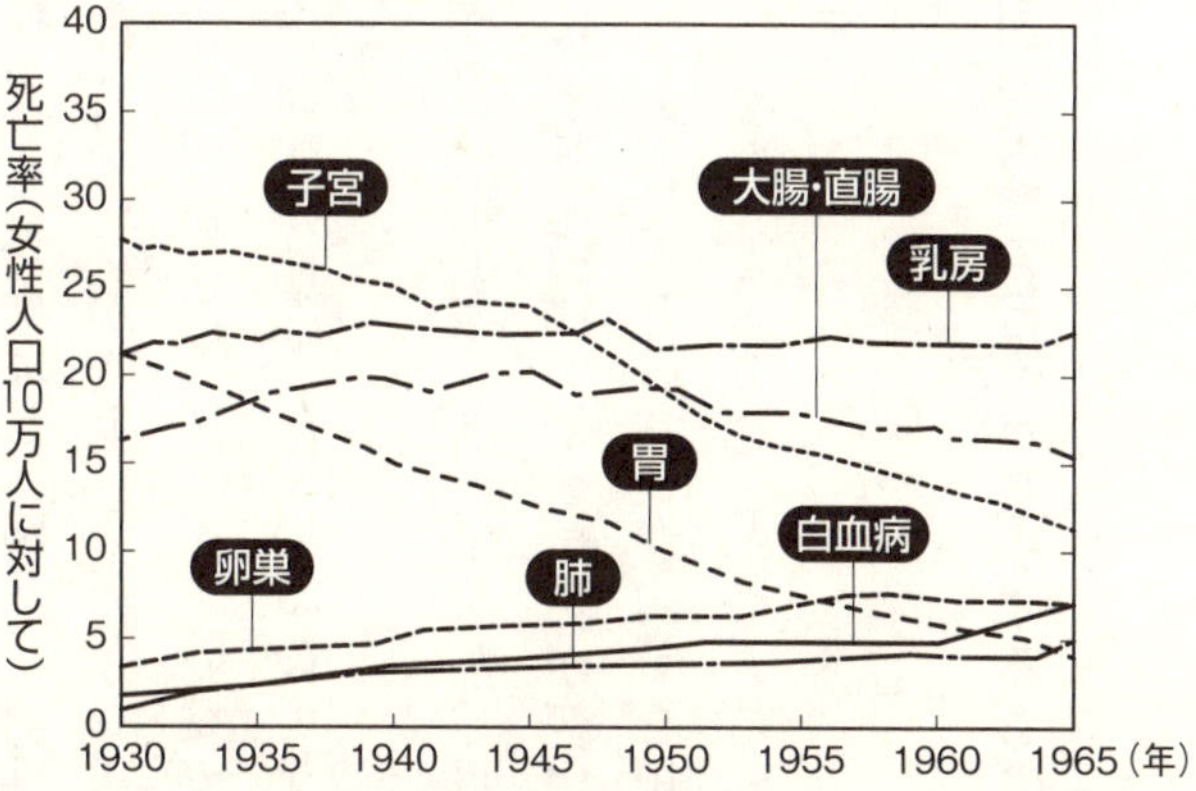

図４ ◎ 米国における臓器別にみたガンによる死亡率の比較(男性)

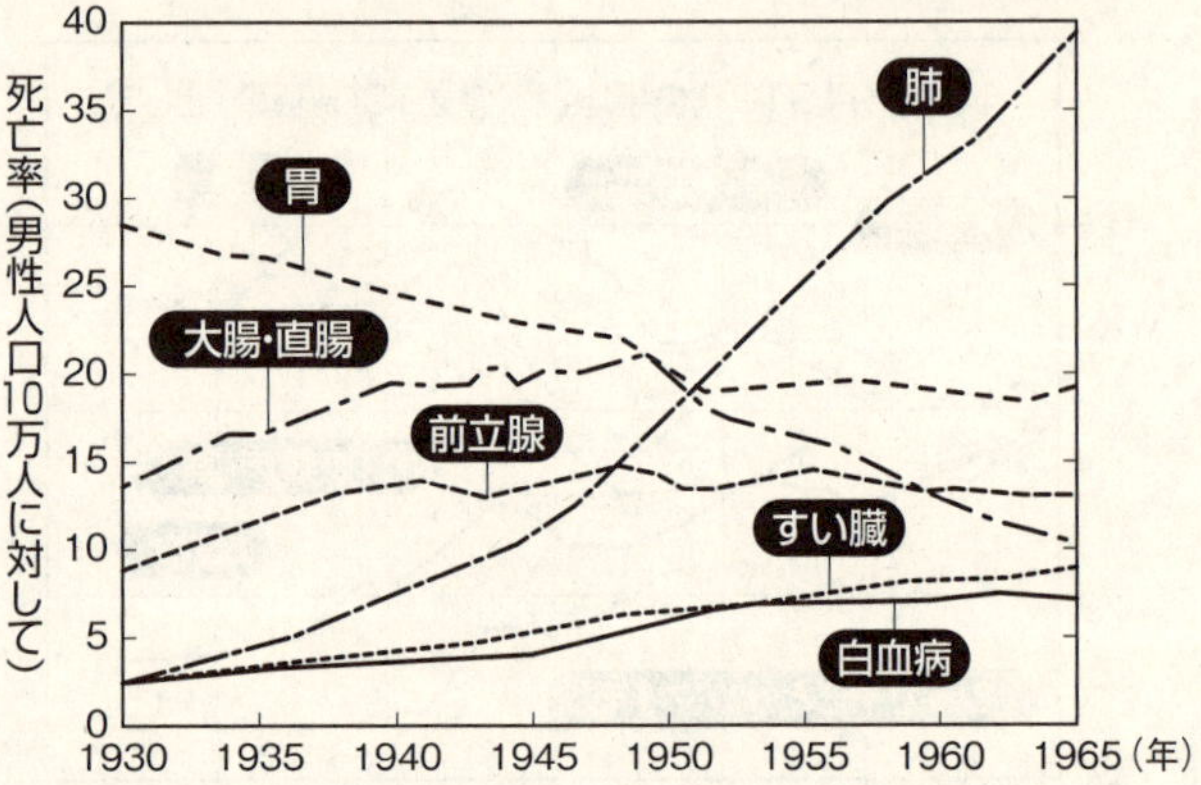


出典:J, Am. Med. Assoc., 203, 34, 1968(図2〜4)

病、卵巣ガンが増加し(図3)、男性の場合も胃ガンが減少し、肺ガン、大腸ガン、前立腺ガン、すい臓ガン、白血病が増加しているのです(図4)。

こうした諸事実を勘案すると、明らかに「食生活によって病気が変化する」、換言すれば「食が病気を規定している」と言うことができるわけです。

## ●米国の栄養の目標が意味するもの

米国人にあまりにも心筋梗塞による死亡が多いこと、ガンや脳梗塞、肥満も多いことなどを懸念した米国上院に、一九七五年、栄養問題特別委員会が設立されました。そして、アメリカの医学者と栄養学者に全世界の各地域の栄養状態と病気の状態を調べさせたところ、二年後に五〇〇〇ページにも及ぶ調査結果が委員会に提出されました。

それが、次の「dietary goals」（栄養の目標）です。

**◎米国の反省——上院より出された「栄養の目標」**（一九七七年）
アメリカ上院栄養問題特別委員会は、アメリカ合衆国の「栄養の目標」を打ち出した。これらの目標は、
①炭水化物の摂取を増やし、摂取エネルギー総量の五五％から六〇％を占めるようにする。
②脂肪摂取量を摂取エネルギー総量の三〇％にまで減らす。

③摂取脂肪の割合を、飽和脂肪酸、一価不飽和脂肪酸、多価不飽和脂肪酸の割合が均等になるように改める。
④コレステロールの摂取量を一日当たり三〇〇mgにまで減らす。
⑤砂糖の消費量を四〇%減らす。
⑥塩分摂取量を一日当たり三gにまで減らす。

この目標を、果物、野菜、精白していない穀物、鶏肉、魚、脱脂粉乳、そして植物性油脂の消費を増やし、牛乳、肉、卵、乳脂肪、そして糖分・塩分・脂肪を多く含む食物の消費を減らすことで達成する。

「米国人の一日の摂取カロリーの五五%から六〇%を炭水化物にするように」という内容が、真っ先に書いてあります。

そして、この目標は具体的に言えば、果物、野菜、未精白の穀物、鶏肉、魚、スキムミルク、植物油をしっかりと食べ、逆に、牛乳、肉、卵、バター、砂糖、塩、脂肪の多い食物を減らすことによって達成される——と明言しているのです。

戦後、日本が追い求めてきたのは、「体格がよい欧米人が食べている肉、卵、牛乳でタンパク質をしっかり摂る」ということでした。しかし、その米国で、こういう栄養の目標が出され、「和食こそ、世界一の健康食だ」として、米や豆腐や魚を米国人が食べはじめ、寿司屋、天ぷら屋、日本食レストランが、米国で大流行しています。

その結果、一九七五年当時、人口一〇万人当たり三八〇人もの人が心筋梗塞で亡くなっていた米国で、二〇一一年には五八％も減少し、ガンによる死亡も一七％減り、肥満も徐々に減ってきました（ただし肥満率は、近年再び増加傾向にある）。

ヨーロッパで起こった栄養学は、今からふり返ってみると食物成分の分析学です。

「人間の細胞がタンパク質でできているので、タンパク質の豊富な肉や卵や牛乳をしっかり食べねばならない」という、言わば機械論であったわけです。

六〇〇〇kgもある陸上動物最大の象も、あれだけ長身のキリンも、われわれに肉や牛乳を提供してくれる牛も、草しか食べません。草食用の平べったい歯しか持っていないからです。逆にトラやライオンに、血液をアルカリ性にするためにと、野菜を食べさせようとしても食べないでしょう。歯が尖っていて、肉食用にしかできていないからです。

以上のようなことから考えると、動物の食性は、歯の形で決まっていることがわかります。われわれ人間の歯は、全部で三二本。うち二〇本（二〇／三二＝六二・五％）が臼歯で穀物食用の歯、八本（八／三二＝二五％）

が門歯で野菜・果物食用の歯、四本（四／三二＝一二・五％）が犬歯で魚や肉食用の歯とすれば、動物性食品はたったの一割ちょっと食べればよい、ということになります。

上院の栄養問題特別委員会で推奨した「五五〜六〇％を炭水化物にせよ」というくだりと、穀物用の歯＝六二・五％がほぼ一致しているわけです。

三十万年前にアフリカに起こった人類のうち、厳寒のヨーロッパに移住した一部の人類が、寒さゆえに、穀物、野菜、果物の収穫がままならないヨーロッパの地で、仕方なく始めた狩猟、牧畜の結果である肉食の習慣を基礎にしたのが栄養学です。それが人類の基本的な生理に合わないものだったからこそ、欧米食が種々の病気を惹起《じやっき》してきたと言ってよいでしょう。

## ●薬の由来

漢方では、四千年も前から、主に植物を使った「生薬」を用いて薬とし、種々の病気を治してきました。

「薬」という漢字も、「艹（草かんむり）」と「楽」よりできており、「草（植物）を食べると楽になる」ということを表しているわけです。

英語の「drug」（薬）も「dry herb」（乾燥したハーブ）からきています。「草」そのもの、またはそれを改良して栽培したものが野菜や果物であることを考えれば、野菜や果物が薬効を持っているのは当然と言えるでしょう。

野菜や果物といえば、ビタミンやミネラルを含有しているのが特徴で、それらの不足からくる疾病や体調不良に対して、野菜や果物を食べることにより、それらを改善することができると一般には考えられています。

もちろんそうした面もあるのですが、そうしたビタミン、ミネラル以外にも、植物中には種々の成分が存在しています。「植物が生産する非栄養成分」はファイトケミカル（phyto＝植物の、chemical＝化学物質）と総称されます。

その代表が、近年、話題になっているポリフェノールです。ポリフェノールとは植物の葉、茎、樹皮、花、果皮、種子に含まれ、植物が作り出す色素や防御成分の総称です。

ポリフェノールのうち、フラボノイドとアントシアニンは色素成分で、フラボノイドが「黄～橙」、アントシアニンが「青～赤」の色をしています。

また、カテキンは無色ですが、熱や酸素などが加わると、重合して「タンニン」という苦くて渋い物質に変わり、褐色に変色します。リンゴや桃、バナナの皮をむくと変色するのはこのカテキンのせいで、葉や未熟な果実を虫や小鳥などの小動物から守る働きがあります。

ポリフェノールとは違った構造式を持つものにカロチノイドがあります。ニンジンのカロテンやトマトのリコピンなどであり、ファイトケミカルの一つと考えて構いません。

最近よく耳にする、イソフラボン、ダイゼイン、サポニン、レスベラトロール、ケルセチン、ルチン、アピン、MMSCなども、すべてファイトケミカルと考えてよいでしょう。

つまり、体によいと言われる、お茶、赤ワイン、ココア、ソバ、リンゴなどの薬効成分が皆、ファイトケミカルなのです。

植物は、生まれてから死ぬまで同じ場所にとどまり、害虫や有毒物質、紫外線など、有害物にさらされたり、攻撃を受けても、逃げも隠れもできません。

そのため、体内に入ってきた有害物を解毒・除去する力が備わっているわけです。その主役を演ずるのが、こうしたファイトケミカルによる抗酸化（活性酸素除去）作用なのです。

こうしたファイトケミカルは、人体に入ってきても同様に抗酸化作用を発揮し、人体内の有毒物を解毒・排泄してくれますし、セロリやナスに含まれるアピン、そば茶の中のルチン、キャベツに含まれるMMSCなどのフラボノイドは、白血球の働きを高め、TNFなどのサイトカイン（白血球の生理活性物質）分泌を高めて、免疫力を高めることもわかっています。

ファイトケミカルは実に三〇〇〇種以上存在することがわかっており、これこそが、四千年の歴史を持つ漢方薬や、西洋のハーブ、日本に伝わる民間療法薬などの主成分であったわけです。

本書の中での、野菜、果物、豆類、種実類、穀物……などの「薬効」も、ほとんど、このファイトケミカルの力に負うところが大、と考えてよいでしょう。

## ●健康になる食べ方

「腹八分に病なし、腹十二分に医者たらず」という日本のことわざや、エジプトのピラミッドの碑文にある「人は食べる量の四分の一で生きている、残りの四分の三は医者が食っている」という言葉からしても、人間、いくら薬効あらたかな食物を食べていても、食べすぎると病気になります。

現代文明人を悩ませている脂質異常症（高脂血症）、高血糖、高尿酸血症、高血圧、脂肪肝、肥満……など、すべて「食べすぎ病」と言ってよいでしょう。ガンにしても「過食病」の一面があります。体内にもともとなかったものが発生してきたのですから……。

ネズミの実験で「毎日飽食させてかっぷくのよいネズミ」と「二日おきに断食させた痩せて貧相なネズミ」とを比べると、太ったネズミは、五・三倍ガンになりやすく、痩せたネズミは二倍長生きする、という研究があります。また、太ったネズミにある量の放射線をかけるとすぐ発ガンするが、痩せたネズミにその一〇倍の放射線をかけても、なかなか発ガンしない、というおまけまでついています。

つまり、「食べすぎ」「肥満」は健康・長寿の敵ということになります。

二〇一二年に『「食べない」健康法』（ＰＨＰ文庫）を出版したところ、実施した人から「痩せるだけでなく、種々の生活習慣病が改善した」という、うれしいお便りをたくさんいただき、おかげで本もこれまで二一刷も重ねるほどよく売れました。

この本に記したダイエット法、つまり次のような食生活をされると、きっと痩せるだけでなく、種々の不快な症状や、頑固な慢性病の改善につながっていくはずです。

▼朝食……ニンジン二本（約四〇〇g）→二四〇cc
リンゴ一個（約二五〇g）→二〇〇cc｝四四〇cc（コップ二・五杯）
または、
ショウガ紅茶　一〜二杯
（紅茶に黒砂糖、またはハチミツと、すりおろしショウガを入れる）

▼昼食……そば（ワカメそば、トロロそばなどでも可）

七味とネギを多めに入れる
または軽食

▼夕食……アルコールも含めて、何でも可
（日中お腹が空いたり、のどが渇いた時は、ショウガ紅茶を適宜《てきぎ》飲む）

朝食はしっかり食べないといけないないという風説があります。しかし、もともと栄養過剰に悩んでいる現代人にとっては、まだ寝ぼけている胃腸に負担をかけないで、脳をはじめ、体の各器官のエネルギー源（糖）を摂るためには、ニンジン・リンゴジュース、またはショウガ紅茶（黒砂糖 or ハチミツ入り）で十分なのです。というよりむしろ、そのほうがずっと快適に過ごせるはずです。

低血糖発作という症状はありますが、低タンパク発作や低脂肪発作という言葉（症状）がないことを見ると、私どもが生きていく上で一番大切な栄養素は、糖分であることがわかります。だから、朝は、ニンジン・リンゴジュース、またはショウガ紅茶か、両方を飲用されるとよいでしょう。

また、日中空腹を感じたら、ショウガ紅茶を適宜飲まれるとよいでしょう。空腹感、満腹感は、血液中の糖分（血糖）の下降・上昇が、脳の空腹・満腹中枢を刺激して起こるのですから、ショウガ紅茶で糖分と水分を補えば、空腹感はなくなるはずです。それに、七九ページで述べるような、ショウガの種々の効能にも浴することができ、気力、体力もあふれてくること請けあいです。

なお、夕食は何を食べてもよいのですが、体調に合わせて、本書で説明している各食物の効能を鑑《かんが》みながら、自分で工夫して食物を選んで食べられるのも、一つの楽しみではないでしょうか。

## ◎ビタミン

| | | 主な作用・効能 | 欠乏症状・病気 | 食材 |
|---|---|---|---|---|
| 脂溶性ビタミン | ビタミンA | 成長、皮膚粘膜・視力・免疫などの働きに関与する | 成長不良、乾燥肌、視力低下、免疫低下 | カブ、カボチャ、ニンジン、キャベツ、セロリ、レタス、トウガラシ(カロテン)、海藻類、アボカド、カキ(柿)、スモモ、パパイヤ、ミカン、アナゴ、イワシ、ウナギ、カツオ、コイ、サンマ、スズキ、タラ、ドジョウ、ハモ、ウニ、鶏肉、鶏卵、牛乳、チーズ、ココア、チョコレート、ヨーグルト |
| 脂溶性ビタミン | ビタミンD | 骨・歯の代謝 | くる病、骨粗しょう症 | キノコ類、イワシ、カレイ、サンマ、スズキ、タラ、ドジョウ、ヒラメ |
| 脂溶性ビタミン | ビタミンE | 老化予防、抗動脈硬化、生殖 | 不妊、老化、動脈硬化 | カボチャ、ホウレンソウ、パセリ、海藻類、コメ(玄米)、ダイズ、ゴマ、ピーナッツ、アボカド、ブドウ、ミカン、クルミ、アナゴ、イワシ、ウナギ、サケ、サンマ、イカ、植物油、ココア、チョコレート、豆腐 |
| 脂溶性ビタミン | ビタミンK | 止血、肝機能 | 出血、肝機能低下 | キャベツ、ホウレンソウ、ダイズ、カキ(葉)、納豆 |

| | | 主な作用・効能 | 欠乏症状・病気 | 食材 |
|---|---|---|---|---|
| 水溶性ビタミン | ビタミン$B_1$ | 炭水化物(糖)の代謝 | 脚気、疲労 | カブ(葉)、ニンニク、ピーマン、ハクサイ(ぬか漬けにすると増える)、シソ、セロリ、タマネギ、トウガラシ、レタス、サツマイモ、サトイモ、コメ(玄米)、コムギ(小麦胚芽)、ソバ、ダイズ、海藻類、キノコ類、イチジク、スイカ、パイナップル、バナナ、ビワ(葉・種)、ブドウ、メロン、ウナギ、カレイ、コイ、ドジョウ、ヒラメ、アワビ、ウニ、タコ、豚肉、牛乳、チーズ、鶏卵、黒砂糖、ハチミツ、ラッキョウ、豆腐、ココア、チョコレート、ビール |
| | ビタミン$B_2$ | 解毒 | 口内炎、舌炎、肌荒れ、肝臓病 | カブ(葉)、ネギ、ピーマン、シソ、セロリ、タマネギ、トウガラシ、ハクサイ(ぬかみそ漬け)、レタス、サトイモ、大豆、海藻類、キノコ類(マツタケ)、コメ(玄米)、コムギ(小麦胚芽)、ソバ、イチジク、スイカ、パイナップル、バナナ、ブドウ、メロン、イワシ、カツオ、カレイ、コイ、サケ、サバ、タイ、ドジョウ、ヒラメ、アサリ、アワビ、ウニ、シジミ、タコ、牛肉、牛乳、チーズ、鶏卵、黒砂糖、ハチミツ、ラッキョウ、豆腐、ココア、チョコレート、ビール |

| | | | | |
|---|---|---|---|---|
| 水溶性ビタミン | ビタミン$B_3$（ニコチン酸） | 糖・脂質代謝 | ペラグラ（皮膚炎、口内炎、下痢） | ネギ、コメ（玄米）、コムギ（胚芽）、ピーナッツ、ブドウ、アジ、イワシ、カツオ、サバ、マグロ、タラコ、酵母、レバー |
| | ビタミン$B_5$（パントテン酸） | 体内のすべての代謝に関与 | 白髪、神経疲労、手足のしびれ | ジャガイモ、緑葉野菜、コメ（玄米）、コムギ（胚芽）、豆類、ピーナッツ、鶏卵、ロイヤルゼリー、レバー、ビール |
| | ビタミン$B_6$（ピリドキシン） | タンパク代謝 | 貧血、皮膚病、神経炎、早老 | キャベツ、ピーマン、ニンジン、海藻類、コムギ（胚芽）、大豆、ピーナッツ、バナナ、イワシ、カツオ、サケ、サンマ、マグロ、魚肉、牛乳、納豆、レバー、酵母 |
| | ビタミン$B_{12}$（コバラミン） | 核酸の合成、タンパク代謝 | 悪性貧血、疲労、無気力 | 海藻類、コムギ（胚芽）、カツオ、サンマ、アサリ、カキ（牡蠣）、シジミ、醤油、味噌、レバー、酵母 |
| | コリン | 抗脂肪肝、神経機能 | 脂肪肝、胆石 | 緑葉野菜、コムギ（胚芽）、豆類、ソバ、種子、ビール、レバー |

| | | 主な作用・効能 | 欠乏症状・病気 | 食材 |
|---|---|---|---|---|
| 水溶性ビタミン | ビタミンC | 膠原繊維の合成、免疫力増強 | 出血、感染 | カブ（葉）、キャベツ、ダイコン、トマト、ネギ、ピーマン、ホウレンソウ、レンコン、キュウリ、シソ、セロリ、タマネギ、トウガラシ、ナス、ハクサイ、パセリ、レタス、サツマイモ、ジャガイモ、海藻類、アボカド、イチゴ、イチジク、カキ（柿）、キーウィフルーツ、グレープフルーツ、スイカ、パイナップル、バナナ、パパイヤ、ブドウ、ミカン、メロン、リンゴ、レモン、カキ（牡蠣）、緑茶 |
| | ビタミンP | Cの働き強化 | 出血、潰瘍 | トマト、ピーマン、ナス、ミカン、レモン、ソバ |
| | ビタミンU（キャベジン） | 組織の新生、解毒、強肝 | 潰瘍、肝臓病 | キャベツ、セロリ、パセリ、アオノリ、アスパラガス、鶏卵、牛乳 |

## ◎ミネラル（土の中の成分＝金属元素）

| | 主な作用・効能 | 欠乏症状・病気 | 食材 |
|---|---|---|---|
| ナトリウム（Na） | 浸透圧、酸・アルカリの調節 | 低血圧、労働意欲低下、疲労 | キャベツ、トマト、ホウレンソウ、レタス、海藻類、塩 |
| 塩素（Cl） | 浸透圧、酸・アルカリの調節 | 消化障害 | キャベツ、パセリ、ジャガイモ、塩 |
| カルシウム（Ca） | 骨・歯、神経、筋肉の動き調整 | 骨粗しょう症、不眠、過敏、頻脈 | カブ、キャベツ、トマト、ニンジン、ネギ、ホウレンソウ、シソ、ハクサイ、パセリ、レタス、ダイズ、海藻類、イチジク、スモモ、バナナ、ブドウ、ミカン、ゴマ、アユ、イワシ、カレイ、コイ、シラス、ソバ、黒砂糖、ハチミツ、ココア、チョコレート、ビール、ヨーグルト、豆腐 |
| リン（P） | 骨、神経、核酸の成分 | 骨粗しょう症、脳神経の働き低下 | ゴボウ、ニンジン、ネギ、ホウレンソウ、キュウリ、シソ、タマネギ、パセリ、レタス、ジャガイモ、海藻類、ミカン、ウニ（リン脂質）、牛乳、チーズ、鶏卵 |

| | 主な作用・効能 | 欠乏症状・病気 | 食材 |
|---|---|---|---|
| マグネシウム（Mg） | タンパクの合成、鎮静作用 | 精神不安定、心臓発作 | ダイコン、トマト、ホウレンソウ、セロリ、レタス、海藻類、コメ（玄米）、コムギ（胚芽）、ブドウ、アユ、牛乳、チーズ、ココア、チョコレート、ビール |
| カリウム（K） | 酸・アルカリの調節、利尿作用 | 筋力低下、心臓障害、低血糖 | カブ、トマト、ニンジン（コハク酸カリウム塩）、ホウレンソウ、キュウリ、パセリ、レタス、サツマイモ、ジャガイモ、海藻類、キノコ類、コメ（玄米）、カキ（柿）、スイカ、スモモ、バナナ、ブドウ、ミカン、メロン、黒砂糖、ハチミツ、豆腐、ココア、チョコレート、ビール |
| 鉄（Fe） | 血色素の合成、細胞性免疫に関与 | 貧血、免疫力低下 | カブ、キャベツ、ダイコン、ホウレンソウ、レンコン、シソ、セロリ、ハクサイ、パセリ、レタス、海藻類、コメ（玄米）、コムギ（胚芽）、ソバ、イチゴ、スモモ、ブドウ、ゴマ、イワシ、カツオ、コイ、サバ、ドジョウ、アサリ、アワビ、カニ、カキ（牡蠣）、シジミ、牛肉、牛乳、チーズ、黒砂糖、ハチミツ、豆腐、ココア、チョコレート、赤ワイン |

| | | | |
|---|---|---|---|
| 銅(Cu) | 造血作用 | 貧血、白血球減少、白髪 | コメ(玄米)、コムギ(胚芽)、ゴマ、キーウィフルーツ、イカ、カキ(牡蠣) |
| イオウ(S) | アミノ酸の合成 | 脱毛、湿疹、シミ | キャベツ、ニンジン、タマネギ、パセリ、ジャガイモ |
| ヨード(I) | 甲状腺ホルモンの原料 | 貧血、知的障害、成長不良 | キャベツ、ホウレンソウ、海藻類、ダイズ、イワシ、カツオ、サバ、カキ(牡蠣) |
| 亜鉛(Zn) | 核酸、タンパクの合成、酵素の成分 | 成長不良、精力低下、味・嗅覚低下 | ホウレンソウ、キャベツ、コメ(玄米)、コムギ(胚芽)、ゴマ、アユ、アサリ、イカ、カニ、カキ(牡蠣)、タコ、鶏卵、黒砂糖、ハチミツ、豆腐、ココア、チョコレート |
| フッ素(F) | 骨・歯の生理に関与 | 虫歯 | ニンジン、ニンニク、ヒマワリの種、チーズ、海水、芝エビ、煮干し、抹茶、ゼラチン |
| マンガン(Mn) | 生殖機能、乳腺の機能 | 糖尿病、精力低下、消化障害 | ネギ、ホウレンソウ、海藻類、アユ、カキ(牡蠣)、牛乳、チーズ、ヨーグルト |

| | 主な作用・効能 | 欠乏症状・病気 | 食　材 |
|---|---|---|---|
| コバルト（Co） | ビタミンB12の構成成分 | 悪性貧血 | 緑葉野菜、サヤインゲン、モヤシ、干しヒジキ、カキ（牡蠣）、ハマグリ、ズワイガニ、牛乳、納豆、レバー |
| クロム（Cr） | インスリンと協同作用 | 糖尿病、コレステロール上昇 | 海藻類、シイタケ、コメ（玄米）、コムギ（胚芽）、ソバ、アナゴ、ホタテ、牛肉、鶏肉、黒砂糖、レバー、ザーサイ |
| セレン（Se） | 抗酸化 | 早老、肝障害、発ガン | 野菜全般、海藻類、シイタケ、イワシ、カツオ、カレイ、ワカサギ、ホタテ、海水 |
| ケイ素（Si） | 皮膚・毛・骨・歯の生理作用 | 脱毛、シワ、爪の虚弱化 | キュウリ、タマネギ、ニンジン、ピーマン、ホウレンソウ、コメ（玄米）、ピーナッツ、イチゴ、ブドウ、リンゴ、ホタテ |

# 第1章

## 薬になる野菜

（野菜類・イモ類・海藻類・キノコ類）

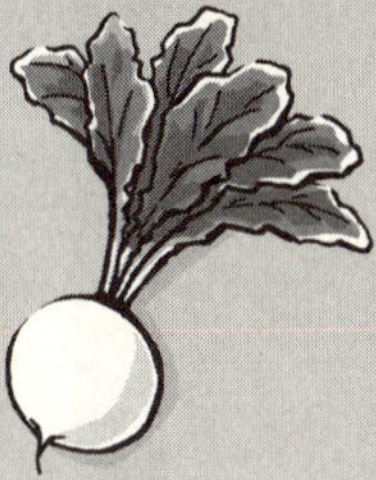

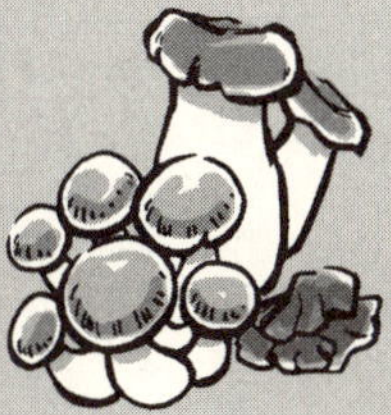

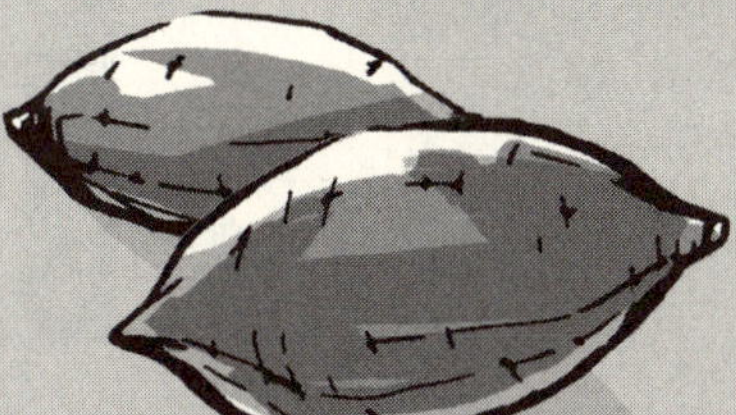

ガン予防にも食される「古くて新しい」野菜　◎旬＝春〜初夏

# アスパラガス
*Asparagus*

**効能**
高血圧、疲労回復、利尿、浄血

アスパラガスは、〝新しい野菜〟のような感じがありますが、紀元前の古代ローマ時代より〝薬〟として頻用されていました。原産地は地中海の東部。日本には、江戸時代に伝わりましたが、食用にされ始めたのは、明治以降で、一般庶民に普及してきたのは戦後です。

野菜としては、タンパク質の含有量が多く、その他、抗酸化作用の強力なβ-カロテン、ビタミンC、Eが豊富に含まれています。

特筆すべき含有成分として、アミノ酸の一種のアスパラギン酸（アスパラの名前の由来）があげられます。新陳代謝を促進して、疲労回復や免疫力増強に役立ちます。同じく、グルタチオンは、活性酸素を除去して、老化や万病の予防をする他、ガン化しかけた細胞を正常化する働きもあることが科学的に証明されています。

その他、ルチン(ビタミンP)も含まれ、血管を柔らかく、しなやかにするので、高血圧、動脈硬化、心臓病の予防、改善が期待されます。

また、葉酸やコバルトも多く含まれているので、造血を促し、貧血の改善に役立ちます。

中国では、ガン予防食物として活用されています。

《民間療法》

●高血圧……アスパラ三〜四本を水一ℓで半量まで煮つめて、一日二回に分けて飲む。

●腎臓、膀胱炎の時の利尿……スープにして飲む。

消化不良や便秘に効く「苦い」野菜　◎旬＝夏～秋

**効能**

健胃、瀉下《しゃか》、すり傷、やけど

# アロエ

*Aloe*

アロエは、もともと南・東アフリカに原生する多年生植物です。

アロエの名称は、ギリシャ語の古名〝aloe〟から来ており、これはアラビア語の〝alloch〟または、ヘブライ語の〝allal〟に起源をたどることができ、いずれも「苦い」という意味です。

主成分は〝aloin〟（アロイン）と〝aloe-emodin〟（アロエ・エモディン）です。

少量でも苦味健胃剤となり、消化不良や慢性胃腸カタルに奏効します。また、緩下作用が強力なので、便秘に著効をもたらします。アロエをすりおろして、しぼって、おちょこに入れ、ハチミツを加えて一日一～三杯飲むとよいでしょう。

その他、やけど、切り傷に汁をすりこむと、その治療を早めることも、経験的に知られています。

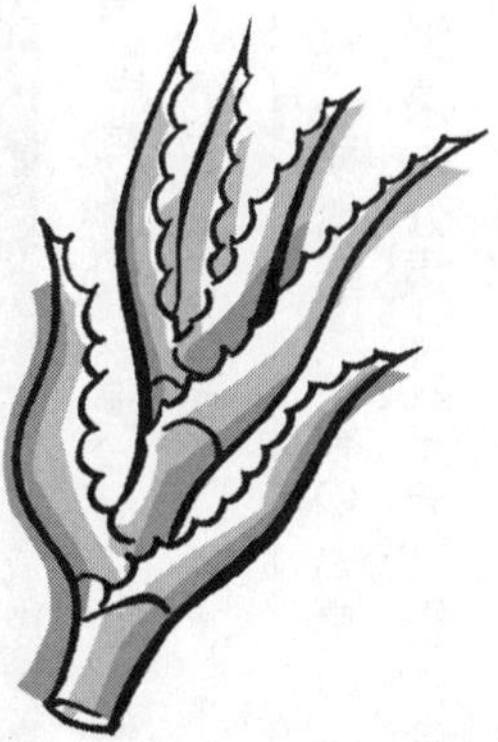

◎旬＝冬〜春

胃腸にやさしい「春の七草」

# カブ［蕪］

*Turnip*

**効能**

胃酸過多の改善、骨歯の強化、しもやけの改善

地中海原産のアブラナ科の植物で、別名は「すずな」。春の七草の一つ。根の部分は淡色野菜、葉の部分は緑黄色野菜に分類されます。根には炭水化物の消化を促す酵素のジアスターゼやアミラーゼを含むので、食べすぎ、飲みすぎによる胃腸の不調を整えるのに有効です。

昔から正月の七日には、春の七草を使った七草粥を食べる習慣がありますが、正月の飲みすぎ、食べすぎで疲れた胃腸を快癒させようという昔の人の知恵だったのでしょう。

カブの葉には、ビタミンA（β-カロテン）・$B_1$・$B_2$・Cなどのビタミン類が存分に含まれていますが、特にビタミンCは、カブ一〇〇g中に七五

㎎も含有しており、オレンジやトマトの約三倍にも当たります。また、カルシウム、鉄、カリウムなどのミネラルも多量に含まれていますが、特にカルシウムの含有量は、すべての野菜の中で最も多い部類に入り、カブ一〇〇g中二三〇㎎にも及んでいます。そのため、葉はゆでておひたしや浅漬けにしたり、味噌汁の具にして毎日食べると、骨・歯を丈夫にし、イライラや不安、不眠、自律神経失調症などの予防・改善にもつながります。

三二ページで紹介したニンジン、リンゴで作る生ジュースに、カブの葉五〇〜一〇〇gを加えて作るのもよいでしょう。

あまり知られてはいませんが、種子もいろいろな使い方があり、すりつぶして、朝夕、顔につけると美肌効果があります。また、円形脱毛症には、種子をすりつぶして少量の酢を混ぜ、患部にこすりつけてマッサージするとよいでしょう。また、種子油を少量ずつ服用すると、眼精疲労や老人性白内障の予防や改善にも効果があるとされています。

《民間療法》

●胃腸の不調や痛み……大さじ二～三杯の根のおろし汁を飲む。

●しもやけ・ひび・あかぎれ……根をすりおろしてガーゼに包み、患部に当てておく。

●胃酸過多……ニンジン、リンゴ、カブの葉の生ジュースを飲む。

ニンジン一本（約二〇〇g）→一二〇cc

リンゴ一個（約二五〇g）→二〇〇cc

カブの葉　五〇g　→　三五cc

｝三五五cc（コップ二杯）

冬場のカロテン補給に「冬至カボチャ」　◎旬＝夏

# カボチャ［南瓜］

Pumpkin/Squash

**効　能**

脳卒中・風邪の予防、活性酸素の除去

中央アメリカ原産のウリ科の植物。日本へは十六世紀中頃、ポルトガル船が豊後（大分）に漂着した時に渡来したもので、カンボジアから持ち込まれたため、「カボチャ」の名がついたとされています。別名ナンキン、トウナス、ボウブラとも。

カボチャに関することわざは多く、「カボチャと亭主は当たり外れがある」などは、男性側としては「亭主」のところを「女房」と置き換えたいところ。カボチャは皮が硬く、たたいてみて重い音がするものが良質で味もよい、とされていますが、「カボチャはたたいてみても気が知れぬ」などとも言われ、カボチャも人間の世界も同じようなもの、と言えるかもしれません。

「冬至カボチャを食べると中風《ちゅうぶう》（脳卒中）にかからぬ」というのには一理ありそうです。保存に役立つカボチャ（冬至カボチャ）は、昔から冬期のビタミンAの補給源として用いられてきたからです。黄色の果肉に豊富に含まれるビタミンA（β-カロテン）は血管壁や皮膚・粘膜を強化し、皮膚の美容、動脈硬化やトリ目、眼精疲労、風邪や肺炎など感染症の予防、改善に効果的です。

カボチャのビタミンE含有量は野菜の中ではトップクラスですが、このEとβ-カロテンは、ガンをはじめとする万病の一因とされる活性酸素を除去する作用にすぐれています。

ちなみに「わた」の部分は、カロテン含有量が果肉の約五倍もあります。煮物やスープなどに入れて大いに用いるとよいでしょう。また、「わた」と同様に捨ててしまいがちな種子ですが、漢方では「南瓜仁《なんかにん》」と言われ、回虫やギョウ虫の駆虫薬として古くから使われてきました。種子にはリノール酸が多く含まれており、常食すると動脈硬化の予防・改善に有効です。フライパンで炒めると消化もよくなり、食べやすくなります。

**《民間療法》**

**●咳《せき》や痰《たん》**……種子二〇粒ほどをフライパンで炒めて食べる。

**●回虫・ギョウ虫**……種子三〇粒をフライパンで炒って食べる。または、種子を粉末にして、その約一〇gを空腹時に一日一～二回服用する。

**●化膿性皮膚病**……種子をすりつぶして患部に貼る。

潰瘍に効能がある「貧乏人の医者」

◎旬＝春・秋

# キャベツ

*Cabbage*

**効能**

胃・十二指腸潰瘍・肝臓病・ガンの予防・改善、去痰

地中海沿岸地方原産のアブラナ科の越年生草本植物。古代ギリシャ、ローマ時代から栽培されており、日本には江戸時代にオランダより観賞用として持ち込まれ、「葉牡丹」と呼ばれていました。

ヨーロッパでは「貧乏人の医者」という別名があるほどで、古代ローマの政治家、大カトー（前二三四〜一四九年）は「ローマ人が何世紀もの間、医者なしでやってこられたのは、キャベツのおかげである」と言っています。ピタゴラスは「キャベツは元気をつけ、気分を落ち着かせてくれる」と言い、医聖ヒポクラテスも「腹痛と赤痢の特効薬」としたとされています。

事実、淡色野菜の中では最もビタミンやミネラルを豊富に含んでいるものの一つです。ビタミンとしては、A（免疫力増強）、B群（疲労回復）、C（免疫力増強、抗ガン作用）、K（止血作用）があり、ミネラルとしては、塩素、カルシウム、ナトリウム、鉄、イオウ、ヨードがあります。特にイオウと塩素は、強力な胃腸浄化作用を発揮するので、多量にキャベツを食べるとイオウの臭いがするガスを発生します。これは、腸内の老廃物が分解・浄化されているため。また、この塩素やイオウは呼吸器の浄化・清掃をするため、風邪や気管支炎の時の痰切り（去痰）に役立ちます。

また、キャベツ汁には、大腸や乳房などのガン細胞の分裂・増殖を抑えるインドール化合物が存在するという報告も数多く発表されています。

キャベツで特筆すべきことは、潰瘍の特効薬であるビタミンU（Uはulcer＝潰瘍の頭文字）を含むことです。一九五一年、米国スタンフォード大学外科学のチェイニー教授が、難治性の胃潰瘍患者に、ヨーロッパの胃潰瘍に対する民間療法であるキャベツ汁を飲ませたところ、全員が治癒したことから発見されたビタミンです。ビタミンUは胃・十二指腸潰瘍で傷ついた粘膜を修復する他、肝機能強化にも役立ちます。

《民間療法》

●胃炎・胃潰瘍・肝臓病・ガン・気管支炎……ニンジン一本、リンゴ一個、キャベツ一〇〇gをジュースにして毎日飲む。

●筋肉痛・関節痛・神経痛・痛風……アイロンでキャベツの葉をしぼませてから、患部に当てておくと痛みが軽減（フランスの植物療法家、M・メッセゲ氏による）。

暑気あたりに効果がある「浅漬けの定番」　◎旬＝夏

# キュウリ［胡瓜］

*Cucumber*

**効能**

むくみ・高血圧・腎臓病・暑気あたりの改善、脱毛予防

インド、ヒマラヤ山麓原産のウリ科の一年生つる植物。世界的に普及した野菜の一つで、インドでは三千年も前から栽培され、日本には十世紀頃に渡来してきました。

スイカやキュウリなどウリ科の植物には、カリウムやイソクエルシトリンという利尿作用の強力な成分が含まれているため、利尿の必要な病気である高血圧、心臓病、腎臓病、肥満症などに用いると大変効果があります。

ただし、キュウリは南方産で、体を冷やす陰性食品です。暑がりの陽性体質の人が前記の病気を患っている時に利用すると効果はてきめんです

が、冷え性の人にはかえって逆効果になることがあります。そのため、冷え性の人はぬか味噌漬けや浅漬けなど、塩を加えて陽性に変えてから食べる工夫が必要。反面、体を冷やすので、ほてり、暑気あたり、日焼け、やけどに用いると効果があります。

栄養素としては、ビタミンC、カリウム以外はほとんど期待できない、というのが一般論ですが、皮膚や毛髪の健康に不可欠な成分であるケイ素が多く含有されていることはあまり知られていません。

《民間療法》

●二日酔い……コップ半杯〜一杯の生汁を飲む。

●やけどや打ち身……すりおろしたキュウリに小麦粉を加えて練り、ガーゼか布に置いて湿布する。

●むくみ・高血圧・心臓病・腎臓病……ニンジン、リンゴ、キュウリの生ジュースを朝食代わりにゆっくり飲む。

ニンジン二本（約四〇〇g）↓二四〇cc
リンゴ半個（約一五〇g）↓一二〇cc
キュウリ一本（約一〇〇g）↓八〇cc
→四四〇cc（コップ二・五杯）

**●脱毛・爪の発育不良**……ニンジン、キュウリ、ピーマンの生ジュースを朝食代わりに飲む。

ニンジン二本（約四〇〇g）↓二四〇cc
キュウリ一本（約一〇〇g）↓八〇cc
ピーマン五〇g↓三〇cc
→三五〇cc（コップ二杯）

栄養価の高い「緑黄色野菜の王様」　◎旬＝晩秋～冬

# ケール

*Kale*

**効　能**

胃腸の不調（胃炎、潰瘍）、気管支炎

南ヨーロッパが原産地。キャベツの原種ですが、結球はしないのが特徴です。明治時代にアメリカから導入されました。

一九六〇年代前半に、岡山県倉敷の病院長だった遠藤仁郎博士が、ケールを用いた「青汁健康法」を提唱され、爆発的ブームを呼び、同時にジューサーも全国に普及しました。

キャベツと同様、ミネラルのイオウと塩素を多量に含むので、強力な胃腸浄化作用を発揮する他、呼吸器（肺、気管支）の浄化、清掃をするため、風邪や気管支炎の時の痰切り（去痰）に役立ちます。

また、抗潰瘍成分のビタミンUが含まれるので、胃、十二指腸潰瘍や潰瘍性大腸炎に悩む人は大いに利用されるとよいでしょう。

第二次大戦中、イギリスでは健康増進食として大いに重宝された由《よし》。

若い葉をつんでサラダや煮物に利用されることもありますが、単独では味が悪いので、ニンジン、リンゴ、レモンなどとミックスジュースにして飲用されるとよいでしょう。

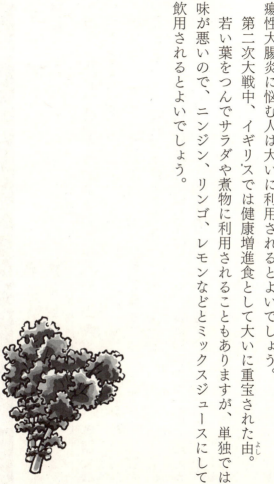

## 日よけとしても活用される「苦メロン」　◎旬＝夏

**効能**　免疫力強化、胃腸の働き促進、夏バテの予防

# ゴーヤー

*Bitter Melon*

ゴーヤーは独特の苦みがあるので「苦瓜《にがうり》」ともいわれます。英語では〝Bitter Melon（苦メロン）〟。

苦味成分は「モモルディシン」（momordicin）や「チャランチン」（charantin）で、これがそのまま学名になっています。

この苦味成分は、胃腸の粘膜を保護したり、食欲増進効果があることが知られています。熱帯原産の植物なので、暑い地方、暑い時期の、人々のアペタイザー（appetiger＝食欲増進剤）となるようにとの天の配剤でしょう。

ゴーヤーの栄養素として、特筆すべきは、ビタミンCの含有量が七六mg

（一〇〇g中）と他の野菜に比べて抜群に多いことです。

ビタミンC含有量の多さで有名なキウイの六九mg（同）より多く、トマト（一五mg）やキュウリ（一六mg）の五倍以上にもなるのです。

ビタミンCは、加熱すると消失しやすいのですが、ゴーヤーのビタミンCは、加熱しても壊れにくいという特徴があります。

ビタミンCは、免疫と大いに関係している扁桃腺、副腎皮質、白血球に多量に含まれるので、ゴーヤーを暑い夏にしっかり食べると、免疫力を増強し、夏風邪、夏バテを防いでくれるわけです。

ビタミンCは他に、血管の強化、美肌にも役立つことは、周知の通りでしょう。

食物繊維が豊富な「腸の掃除屋」　◎旬＝冬～春

# ゴボウ［牛蒡］

*Edible Burdock*

**効　能**

大腸ガン予防、抗高脂血症、抗糖尿病、強壮・強精作用

キク科の越年生草本で、ヨーロッパからアジアの熱帯地域原産。中国では最初、薬草として用いられ、日本へも千数百年前に薬草として伝えられました。平安時代から食用になりました。

主に炭水化物より成っていますが、その中のセルロースやリグニンなどの炭水化物（食物繊維）は腸のぜん動を刺激し、腸内の善玉菌の発育を助けることなどにより、便通をよくします。その結果、コレステロール、中性脂肪、糖分、発ガン物質などの余剰物や有害物が大便とともに排泄され、脂質異常症＝高脂血症（脳卒中、心筋梗塞）、糖尿病、大腸ガンなど、栄養過剰で起こる生活習慣病の予防・改善に役立ってくれます。特に、リ

グニンには強力な大腸ガン予防効果があることがわかっています。『本朝食鑑《ほんちょうしょっかん》』（一六九七年）に「ゴボウは男性の強精剤である……」という内容がありますが、ゴボウに含まれるアルギニンによる滋養強壮効果であると思われます。東洋医学による「相似《そうじ》の理論」（一四〇ページ参照）からすると、人間の下半身は植物の根に相似するので、ゴボウが下肢・腰の力をはじめ、泌尿生殖器の力を強化するのは当然です。俗に「ゴボウ五時間、ニンジン二時間、ヤマイモたちまち」と言われる理由もよくわかります。腎臓の働きを高め、利尿作用があることも、この理屈からよくわかります。科学的に言うと、ゴボウに含まれる利尿成分はイヌリン（炭水化物）です。

フランスの植物療法家、M・メッセゲ氏はゴボウを薬草として用い、「頭の皮膚病の草」と呼んでいます。ゴボウにはタンニンが含まれ、消炎作用や収斂《しゅうれん》作用を発揮しますので、皮膚病の他、潰瘍ややけどに奏効するわけです。また解毒作用や発汗作用にもすぐれ、にきびや発疹など、体内に老廃物が溜まって起こる病気にも効果があります。

《民間療法》

●口内炎・切り傷・湿疹・虫刺され……ゴボウ一〇gをコップ一杯の水で煎じて半量にし、冷まして使用。口内炎、歯茎の腫れには、「うがい薬」として、切り傷、湿疹、じんましん、虫刺されにはガーゼにひたして「湿布薬」として用いる。

●あせも・じんましん……根を刻んで湯舟に入れて入浴する。

肺ガンを防ぐ「女性の好物」　◎旬＝秋

# サツマイモ［薩摩芋］

*Sweet Potato*

**効能**

整腸、緩下作用、強壮作用、肺ガン予防

中央アメリカ原産のヒルガオ科の植物。日本へは一六九八（元禄十一）年、琉球の中山国王が種子島藩主・種子島久基の求めに応じて送ったことにより伝わったとされています。その後、救荒食品として栽培が奨励され、全国に広がっていきますが、その時の立役者が青木《あおき》昆陽《こんよう》（一六九八〜一七六九年）であったのは有名な話。

漢方では、「補中益気」「寛腸通便」の作用、つまり、胃腸の働きをよくして大便の排泄をよくし、気力・体力をつける作用があるとしています。でんぷん、ショ糖、ブドウ糖、果糖などの糖質を多量に含み、ビタミン$B_1$やCにも富んでいます。特にCは甘ナツ並みに多く、一〇〇g中三〇mg

も含まれ、しかも調理による損失が少ない、という特徴があります。

米国国立ガン研究所は「サツマイモ、カボチャ、ニンジンを毎日食べる人は、まったく食べない人に比べ、肺ガン発生率が半分になる」と発表していますが、サツマイモに含まれるβ-カロテンや糖脂質のガングリオシドの抗ガン効果によるものでしょう。

サツマイモを輪切りにした時に出てくる白いネバネバした液は「ヤラピン」という樹脂を含む物質で、便通をよくする作用があります。

また、サツマイモにはセルロース（食物繊維）が多く含まれること、さらに「アマイド」という物質が腸内のビフィズス菌や乳酸菌の繁殖を促進してくれることが、総合的に作用してお通じがよくなるのです。

ミネラルは、カリウムが多いので、塩（塩化ナトリウム）と一緒に食べると味が引き立ちますが、サツマイモを食べて胸やけする人は、塩をつけて皮のまま食べると、胸やけを防げることが知られています。

《民間療法》

●風邪……黒焼きしたものを黒砂糖と共にお湯と一緒に食べる。

●しもやけ……サツマイモをすりおろして塗る。

●魚の骨、針など異物の誤飲……ふかしイモ、または焼きイモを、あまり嚙まないでたくさん食べる。

●二日酔いからくる吐き気・下痢……イモ粥にして熱いうちに食べる。

●肝臓病……煮たサツマイモを毎日食べる。

消化吸収にすぐれる「山里の芋」　◎旬＝秋

# サトイモ［里芋］

*Taro*

**効能**

老人・病人の栄養補給、消化促進、健脳、気管支炎の予防・改善

熱帯アジア原産のサトイモ科の多年生草本。日本へは稲渡来以前の縄文時代に、すでに中国から伝来しており、『万葉集』に出てくる「宇毛」がサトイモとされています。山里で一般的に栽培されているので、「山芋」に対して「里芋」と命名されたようです。旧暦八月十五日（中秋の名月）は、別名「芋名月」と言い、ススキ、ハギ、オミナエシ、サトイモが供えられますが、元来はサトイモの初物を祝う収穫祭であったと言われます。江戸時代の『大和本草』には「湿地を好む。山中の農多く植えて糧として飢を助けて甚民用に利あり」とあり、サトイモが重要な救荒食であったことを示しています。『本草綱目《ほんぞうこうもく》』には、「生で食べると有毒で、味のえぐ

い物は食べる可からず。魚と一緒に食べると、甚だ気を下して中を整え、虚を補う」とあります。

でんぷんが多く含まれ、そのエネルギー化を助けるビタミン$B_1$、脂肪の燃焼を助けるビタミン$B_2$の他、タンパク質も十分に含まれ、消化・吸収もよく、老人、子供、病人の栄養補給に大変すぐれています。サトイモ特有の成分として、粘液質のムチンやガラクタンがあります。ムチンは、タンパク質の消化促進、滋養強壮、潰瘍予防、解毒などのすぐれた作用がありまます。ガラクタンはガラクトースを成分とする多糖類で、脳細胞を活発にする働きがあります。

イモや葉柄（イモの茎）の皮をむくと手がかゆくなるのは、シュウ酸カルシウムのためで、サトイモを食べた時の苦い味もこの物質のせいです。イモは、田楽、塩ゆで、イモ汁に、葉柄は汁の具、漬物などに利用できます。この葉柄は「ずいき」とも言われ、皮をむいて乾燥させて保存食品として利用されてきました。

《民間療法》

●打ち身・捻挫・関節炎・おでき・乳腺炎……サトイモをおろし金ですりおろしたものに、その量の三分の一のうどん粉（小麦粉）と少量のショウガ汁を加えて、患部に湿布する。

●気管支炎・肺炎……胸の部分に右記の温湿布を施す。

●痰・慢性気管支炎……味噌汁の具として、毎食食べる。

●（毒）虫刺され……ずいき（葉柄）をつぶして汁を塗る。

## 「刺身のつま」には解毒作用がある　◎旬＝夏

# シソ［紫蘇］
*Perilla*

**効能**　食中毒の改善、風邪の予防、気分の落ち込みの改善

中国南部、ヒマラヤ、ミャンマー原産のシソ科の一年生草本。日本へは八〜九世紀に中国から伝わり、奈良時代にはすでに薬用、または食品香味料として重宝されていました。

シソは普通「刺身のつま」として用いられますが、β－カロテン、$B_1$・$B_2$・Cなどのビタミン、鉄、カルシウム、リンなどのミネラル、クロロフィルなどを多く含む立派な緑黄色野菜で、特にβ－カロテンとカルシウムの含有量は、野菜の中ではトップクラスです。

シソに特徴的な成分は、あの独特の香りの成分であるペリルアルデヒド。防腐作用（制菌作用）があり、魚やカニの中毒に対しては解毒剤とし

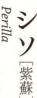

て用いられます。刺身に添えられているのは、このためでしょう。

また、発汗、利尿、鎮咳、去痰作用もあるので、風邪に用いても大変効果的です。神経を落ち着かせる作用もありますので、ノイローゼやうつ病、自律神経失調症に使われる漢方楽の「半夏厚朴湯《はんげこうぼくとう》」の主成分になっているのも首肯《しゅこう》できます。

その他、シソの葉（蘇葉）を含有した漢方薬として、「神秘湯《しんぴとう》」（気管支喘息《ぜんそく》の薬）、「参蘇飲《じんそいん》」（風邪、発熱、頭痛、咳の薬）、「香蘇散」（風邪、胃弱、うつの薬）などがありますが、シソ（ペリルアルデヒド）の効能を考えれば、よく理解できます。

シソには他にリノール酸やαリノレン酸などの不飽和脂肪酸が含まれており、脳卒中や動脈硬化の予防、免疫力増強に効果のあることがわかってきました。また、赤ジソの紫色の色素（シソニン）には、強力な抗酸化作用があり、万病の予防に役立ちます。

《民間療法》

●風邪……一〇gのシソの葉をコップ一杯の水で半量になるまで煎じて、一日三回に分けて温服する。

●魚・魚介の食中毒……シソの葉三〇g、細かく刻んだショウガ一五gをコップ三杯の水で半量になるまで煎じて飲む。

●吐血……シソの葉五gと黒豆一合を約六〇〇ccの水で煎じて半量にして飲む。

●切り傷・水虫・発疹……水に浸した葉を手でよくもんで、傷口や患部に貼る。

●冷え性・神経痛・生理不順・腰痛……シソの葉数枚を湯舟に入れて入浴すると、保温効果が高まり、症状が改善する。

# ジャガイモ［馬鈴薯］

*Potato*

**効　能**

美容、胃潰瘍・十二指腸潰瘍の予防

南米のアンデス原産。ナス科の多年生草本。日本には一五九八（慶長三）年、オランダ人がジャワのジャカルタから長崎の平戸に持ち込んだため、「ジャガタライモ→ジャガイモ」となりました。ただし本格的な食用は、明治期に欧米から新品種が導入されてからです。

アイルランドではリウマチや座骨神経痛よけのまじないとして、ジャガイモをポケットに入れて持ち歩く習慣があったとされますが、漢方でも、打ち身や腫れ、関節炎による痛みに、ジャガイモの生汁と適量の小麦粉と酢を混ぜて湿布するという民間療法があります。

ジャガイモにはビタミンB群やC（加熱調理しても壊れにくい。ジャガイモのでんぷんが熱で糊化してCを包み込んで庇護するため）、パントテン酸、カリウム、イオウ、リン、塩素などのビタミン、ミネラルがバランスよく含まれています。

ビタミンCには解毒作用や細胞組織の再生機能の促進作用があり、イオウ、リン、塩素は殺菌・浄化作用や皮膚・粘膜の浄化・再生に有効なため、ジャガイモは美容食としても抗潰瘍食としても格好の食物です。また、抗ウイルス作用を持つプロテアーゼ阻害物質やクロロゲン酸には、発ガンを抑える作用があることがわかっています。

その他、パントテン酸は消化の促進、肉の中毒の解毒をし、カリウムは血圧を下げる効果があるので、肉類のつけ合わせにジャガイモは最適。漢方でも昔から、ジャガイモには「健脾益気《けんぴえっき》」（胃腸を強くし、気力・体力を益す）、「利水消腫《りすいしょうしゅ》」（排尿を促し、むくみをとる）などの効能があるとしています。

《民間療法》

●胃潰瘍……ジャガイモを厚さ一㎝ほどに切り、網で真っ黒になるまで焼き、一日に二～三枚食べる。

●軽いやけど……ジャガイモの生汁をしぼって患部につける。

●痛風・座骨神経痛……ニンジン、リンゴ、ジャガイモ、セロリの生ジュースを毎日飲む。

ニンジン一本（約二〇〇g）→二〇〇cc
リンゴ一個（約二五〇g）→二〇〇cc
ジャガイモ　五〇g　→三〇cc
セロリ　五〇g　→三五cc
三八五cc（コップ二杯強）

稲作と共に渡来した「万病の妙薬」　◎旬＝夏

## ショウガ［生姜］
*Ginger*

**効　能**

万病に効く（風邪、胃腸病、心臓病、高血圧、うつ病……）

熱帯アジア原産の、ショウガ科の多年草。日本には稲作と共に渡来しました。学名の「Zingiber officinale」の「officinale」は「薬用になる」という意味。

私たちが用いている医療用漢方薬の七〇%以上にショウガが用いられており、「ショウガなしには漢方は成り立たない」と言われるほどです。英語の「ginger」をある辞書で引いたところ、【名詞】ショウガ、意気、軒高、元気、【動詞】ショウガで味付けする、活気づける、鼓舞する……とあり、例文として「There is no ginger in him.」という文章が掲載されており、「彼には気骨がない」と訳してありました。

言葉は、その国の歴史、文化、習慣が入ってできることを考えると、イギリス人もショウガの効能を知っていたことになります。

十四世紀頃に英国でペストが流行し、ロンドン市民の三分の一もが次々と死んだ時、「ショウガを食べていた人は死ななかった」ことがわかり、当時の王、ヘンリー八世が、ロンドン市長に命じて、「市民はショウガをしっかり食べるように」と奨励したというエピソードが残っています。

ショウガの薬効は、辛味成分のジンゲロン、ジンゲロール、ショウガオールや、芳香成分のジンギベロールなどの総合作用により醸《かも》し出されています。

寿司には必ずショウガが添えてありますが、ジンゲロンやショウガオールには強力な殺菌作用があり、タネの魚介類による食あたりを防ぐ意味があります。また、寿司を食べすぎても案外胃腸を壊さないのは、ジンゲロンの健胃作用によるものと考えられます。

その他、ショウガの効能として、①発汗、解熱、去痰、保温作用、②鎮痛作用、③抗搔痒《そうよう》作用、④鎮咳、鎮吐作用、⑤だ液、胃液、胆汁の分泌亢《こう》進《しん》作用（消化促進）、⑥抗潰瘍作用、⑦腸管内輸送促進作用（消化不良、ガス＝腹部膨満時に効く）、⑧強心作用、⑨血圧低下（高血圧に対して）作用、血圧上昇（低血圧に対して）作用、⑩血栓予防、⑪うつ病の改善、⑫めまいの予防・改善、などが、科学的に確かめられています。

ショウガには「意気、軒高、元気」の意味がありますが、科学的にも、全身の細胞の新陳代謝を亢進させ、特に大脳や延髄《えんずい》の呼吸・循環中枢を刺激して、全身の機能を高め、気力、体力、免疫力を高める、という、まさに心身の万病の妙薬というところです。

《民間療法》

**●魚や肉の中毒**……ショウガのおろし汁を、おちょこ一杯飲む。

●風邪・冷え性・貧血・低血圧・胃腸病……ショウガ湯を飲む。

親指大のひねショウガをすりおろして、急須か紅茶こしの網を使って熱湯でこし、湯のみに七～八分目の量を注ぎ、そこに適量のハチミツか黒砂糖を入れて、一日二～三回（二～三杯）飲む。

●胃腸病（下痢、便秘、腹痛、腹鳴、吐き気など）・冷え性・風邪・気管支炎……梅醬番茶を飲む。

①種子を取り去った梅干し一個を湯のみ茶碗に入れて、果肉を箸でよくつぶす。②次に、①の中に醬油小～大さじ一杯を加えてよく練り合わせる。③ショウガをすりおろして、フキンでしぼったものを五～一〇滴落とす。④熱い番茶を注いで湯のみいっぱいにし、よくかき混ぜて飲む。ショウガ湯の効果を上回るほど保温効果があり、痛みの病気や婦人病にも効果があります。一日一～二回の飲用で大丈夫ですが、幼児や子供に与える場合には四～五倍に薄めてください。

●痛み・腹水・喘息・むくみ……ショウガ湿布をする。

①ショウガ約一五〇gをおろし金ですりおろす。ショウガは新しいものでなくひねショウガがよい。②おろしたショウガを木綿の袋に入れて上部をひもでくくる。木綿のハンカチなどにくるんで輪ゴムで留めてもよい。③水二ℓを入れた鍋に②を入れて、沸騰寸前まで火にかける。④鍋のショウガ湯が冷めないよう、とろ火で温め続ける。⑤七〇℃くらいのショウガ湯の中にタオルをひたして、あまり固くなくしぼり、このタオルを患部に当てる。⑥そのままだとすぐ冷えるので、このタオルの上にビニールをかぶせておき、その上に乾いたタオルをのせる。⑦一〇分くらいしたら、また、タオルをショウガ湯につけてしぼり、再び患部に当てる。⑧これを二〜三回くり返す。⑨痛みや症状がひどい時は、一日二〜三回やる。軽い時は一回でよい。⑩ショウガ湯は火で温めなおして二〜三回使える。

このショウガ湿布をする前後一時間は、入浴するとヒリヒリするので要注意。こり、痛み、腹水、婦人病、膀胱炎《ぼうこうえん》、胃腸病、気管支炎や肺炎や喘息による咳など、あらゆる病気に対して、著しい効果を発揮します。ガンによる痛みで、モルヒネでも効かない患者にショウガ湿布を施すと、鎮痛効果のおかげでスヤスヤと眠ってしまう、ということもよく経験するほどです。

アトピー性皮膚炎にショウガ湿布をすると、はじめは皮膚にしみますが、二〜三日すると治癒が早くなります。アトピーにかかっている手をショウガ湯（約四〇〜四二℃）の中に五分くらいつけても、効果があります。

血栓症の予防に「オランダ三つ葉」はいかが　◎旬＝冬〜春

# セロリ

*Celery*

**効能**

強壮・強精、貧血・肝臓病・血栓症の予防・改善

地中海沿岸原産のセリ科の一年生または多年生草本。日本には、豊臣秀吉の朝鮮出兵（一五九二〜九八年）の時、加藤清正が朝鮮から持ち帰ったため、「清正ニンジン」の別名があります。その後、江戸時代にオランダ人が長崎に持ち込んだ西洋種は「オランダ三つ葉」と呼ばれていましたが、特有の香りが日本人には合わなかったようです。

ヨーロッパでは古くから「薬草」として用いられており、古代ギリシャの医者は万能薬（利尿剤、解熱剤、胃薬、催淫剤など）として使用していました。ホメロスの『イーリアス』の中にも、「英雄アキレウスが、セロリを使って馬の病気を治した」と書いてあります。医聖ヒポクラテスも、

「神経が疲れたならセロリを薬とせよ」と言っています。確かに香りの成分のアピインに神経を鎮める効果があることがわかっています。

フランスには「男に対するセロリの効き目を知ったなら、女はセロリを探してパリからローマまでも行くだろう」とか、「セロリの効き目を一度知ると、男は庭いっぱいセロリを植えまくるだろう」とかいう俗言があり、セロリの強壮・強精作用を示唆しています。

セロリはビタミンA・$B_1$・$B_2$・Cの他、赤血球の栄養となるマグネシウムや鉄を多く含むので、貧血の改善、美肌作り、生理不順や更年期障害にも効果的です。また、含有成分のメチオニンは、肝臓の働きを強化します。セロリ、パセリ、ニンジン、セリなどセリ科の植物には、血栓を溶解し、血液をサラサラにするピラジンが含まれているので、心筋梗塞や脳梗塞などの血栓症に悩まされている現代日本人は、セリ科の植物を十分に摂るべきです。

《民間療法》

●脳血栓・心筋梗塞・肝臓病……ニンジン、リンゴ、セロリの生ジュースを朝食代わりに毎日飲む。

ニンジン二本（約四〇〇g）→二四〇cc
リンゴ一個（約二五〇g）→二〇〇cc
セロリ一〇〇g→七〇cc
｝五一〇cc（コップ三杯分弱）

●冷え性・痛み・こり……刻んだ葉を直接、または布袋に詰めて湯舟に入れて入浴する。

◎旬＝冬

健胃作用がある「春の七草」

# ダイコン［大根］

*Japanese Radish*

**効能**

消化促進（胃痛・胃もたれ・二日酔い）、気管支炎の改善、ガン予防

コーカサスからパレスチナ原産のアブラナ科の一年生草本。学名「Raphanus sativus L.」の「raphanus」は、ギリシャ語の「raphanos」（容易に生える）からきているようです。日本には、インド、中国、朝鮮半島を経て千三百年以上も前に伝播《でんぱ》。『古事記』（七一二年）や『日本書紀』（七二〇年）にも記載があります。

「春の七草」のスズシロはダイコンのこと。「スズシロ」は「清白」（涼しいの意味）で、もともとは、女性の肌の美しさを言ったものです。

『本朝食鑑《ほんちょうしょっかん》』に「ダイコンには能く穀を消し（消化し、の意味）、痰を除き、吐血、鼻血を止め、めん類の毒を制し、魚肉の毒、酒毒、豆腐の毒を

解する」とあります。ダイコンは、デンプン分解酵素のジアスターゼ、タンパク分解酵素のステアーゼをはじめ、オキシダーゼ、カタラーゼなどの酵素類やビタミンCを多量に含んでいるため、健胃作用があり、食中毒や二日酔いに大変効果的です。特にオキシダーゼは焦げた魚にできる発ガン物質のベンツピレンを分解するため、胃ガン予防に役立ちます。

ダイコンの辛味は、配糖体のシニグリンが分解されてイソ硫化シアンアリルができたためのもので、胃液の分泌を高め、消化を促し、お通じをよくする作用があります。

また、鉄とマグネシウムの含有量が多く、粘膜の病気を癒す作用もあるので、風邪、気管支炎の咳止めや去痰などに奏効します。食物繊維のリグニンが種々のガン細胞の発生を抑制することもわかっています。生のダイコンには、根も葉も体を冷やす作用がありますが、天日で干した切り干しダイコン、おでんにしたダイコン、干したダイコンを三杯酢に漬けたハリハリ漬けには、強力な保温効果があります。

《民間療法》

●鼻血……ダイコン汁を脱脂綿につけて鼻の中に塗る。

●咳・痰・声がれ……約五〇ccのおろし汁にハチミツや黒砂糖を加えて飲む。

●扁桃腺炎・虫歯・打ち身・かゆみ……生汁を患部に塗布すると痛みやかゆみが軽減する。

●冷え性・婦人病・貧血・神経痛……干葉（乾燥させたダイコンの薬）を湯舟に入れて入浴する。

血糖値を下げる「疫病よけのお守り」　◎旬＝春・秋

# タマネギ［玉葱］

*Onion*

**効　能**

強壮・強精、糖尿病・高血圧・血栓症の予防・改善

アフガニスタンからペルシャ（イラン）にかけての原産。ユリ科の越年生草本。ヨーロッパでは、四千年以上も前から栽培されており、ヘロドトスも、「古代エジプトのピラミッドの建設に従事した奴隷にタマネギとニンニクを食べさせて、仕事の効率を上げた」と書いています。

ニラ、ニンニク、ネギと同じくアリウム属の野菜であるタマネギには、駆虫、殺菌、防腐、発汗、利尿、解毒作用があることがわかっています。こうした作用の主役は、含有成分のイオウ、リンなどのミネラルですが、イオウを含んだ硫化アリルは、その中心的働きをしています。特に、チオスルフィネートは、血栓防止や、抗ヒスタミン作用（アレルギーに効く）

が知られています。

ビタミンとしては$B_1$・$B_2$・Cを多く含み、特にCは、同じく含有成分のクエルセチンと協同して、血管をしなやかに、かつ丈夫にして、脳血栓、心筋梗塞、高血圧などの血管病の予防・改善に役立ちます。

タマネギの含有成分として特筆すべきはグルコキニンで、血糖降下作用を有しています。また、鎮静作用もあり、生のタマネギを切って枕元に置くとよく眠れることは、経験的に知られています。

イギリスには「一日一個のタマネギは医者を遠ざける」ということわざもあり、台所や病室にはタマネギを置いて「疫病よけのお守り」のように用いてきましたが、確かに、タマネギの香気（硫化アリルなど）には殺菌作用があることが、パスツールなどによって確かめられています。

欧米では、ボクサーや競輪選手など、体力の消耗の激しい人たちはタマネギを常食しますが、硫化アリルがビタミン$B_1$の吸収と利用効率を上げ、体力・気力を高めてくれるからでしょう。
タマネギやニラ、ニンニク、ネギを食べると口臭がしますが、梅干し、パセリ、リンゴなどを食べると、その臭みがかなり少なくなるはずです。

《民間療法》

●**高血圧・動脈硬化・血栓症**……タマネギの赤茶色の薄皮一〇gをコップ一杯の水で半量まで煎じて、毎日飲む。

●**糖尿病・倦怠感**……タマネギ、ダイコン、ワカメをスライスしてサラダを作り、醤油味ドレッシングをかけて食べる。

食欲を増進させる「アマゾン生まれ」の香辛料　◎旬＝一年中

# トウガラシ［唐辛子］

*Red Pepper/Hot Pepper*

**効能**

食欲増進、冷え性・痛みの改善

南アメリカのアマゾン川流域原産。ナス科の一年生草本。メキシコやペルーでは古くから食用にされていましたが、ヨーロッパへは、コロンブスが一四九三年に伝えたとされています。中国へは明朝《みん》の末期頃にシルクロードを経てもたらされました。日本へは、豊臣秀吉の朝鮮出兵（一五九二〜九八年）の時に持ち帰ったとされています。学名の「Capsicum annuum L.」の「capsicum」はギリシャ語の「Kaptein」（食欲を刺激するもの）に由来し、「annuum」は「一年草」という意味です。

強烈な辛味は、カプサイシンというアルカイドで、特に果皮に多く含まれており、食欲増進、血液の循環促進などの他、殺菌作用もあります。

日本では、七味唐辛子としてよく知られていますが、これは陳皮《ちんぴ》（ミカンの皮を干したもの）、ゴマ、芥子《けし》（ケシの実）、麻（アサの実）、山椒、菜種にトウガラシを加えたもので、そばやうどんにかけて食べると食欲が増し、消化吸収を促進するだけではなく、食べているはなから体が温まり、心身共に気分がよくなります。

また、トウガラシの保温効果は、古くから活用されています。昔、旅人は道中、腹や腰の冷えを防ぐために、腹巻の中にトウガラシを入れて歩いたと言われています。

ちなみに、トウガラシには意外とビタミンが多く含まれ、カロテン、$B_1$・$B_2$の他、Cはかなり多量に含まれています。香辛料としての他にも、未熟果実は味噌焼きにしたり、揚げ物、煮物などに利用し、葉は佃煮、熟果は干して辛味や香味を利用したキムチ、朝鮮料理、ラー油、ソース、菓子（柿の種）に利用するなど、用途の広い野菜です。

《民間療法》

●リウマチ・神経痛・五十肩・筋肉痛……果実を刻んで布袋に入れ、湯舟に入れて入浴すると、体が温まり、種々の痛みに効く。

●痛みへの塗布……トウガラシチンキ

トウガラシ三個を刻んで一・八ℓのホワイトリカー（アルコール分三五度の焼酎）につけて瓶詰めにし、冷暗所に約三十日間保存した後、布でこす。痛みの部分に塗ると速効する。

# トマト

*Tomato*

**効能**

血液浄化、高血圧・脳出血の予防、免疫力強化＝ガン予防

南米ペルー、エクアドル原産のナス科の一年生草本。十六世紀に南米からヨーロッパに伝播しましたが、食用にはされず観賞用にされていたようです。十八世紀になり、イタリア人が食べたのが「食用」の始まりとされています。日本へは一六七〇年頃、ポルトガル人によってジャガイモ、スイカ、カボチャ、トウモロコシとともに伝えられ、やはり観賞用として楽しまれていたようです。明治時代には「アカナス」として洋食に使われてはいましたが、庶民の間で本格的に食べられるようになったのは昭和三十年代からです。

漢方では、トマトは「清熱解毒」作用、つまり、血液を浄化し、脂肪の

消化を助けてくれる、と考えられています。事実、クエン酸、リンゴ酸、酒石酸《しゅせきさん》、コハク酸などの有機酸が胃液の分泌を促進させて消化を促し、ナトリウム、カルシウム、マグネシウム、カリウムなどのアルカリ性のミネラルが酸血症を中和してくれるのです。そのため、肉や魚などのつけ合わせとしても好適なわけです。

高血圧や眼底出血に奏効するのは、ビタミンCやルチン（ビタミンP）の血管強化作用や拡張作用によるものとされています。また、トマトの赤色の色素はリコピン（カロチノイド）で、免疫力を強化し、ガン予防効果を発揮します。また、ペクチン（食物繊維）が整腸作用、便秘の改善に役立つし、グルタミン酸やアミノ酪酸には健脳効果があります。このように種々の効果を持つので、「トマトを作る家に胃病なし」「トマトが赤くなると医者が青くなる」ということわざがあるのでしょう。

「結構だらけ」のトマトも、南方の南米の原産であるので、漢方の陰陽論では、「体を冷やす陰性食品である」という欠点があります。そのため、体を温める作用がある塩をトマトジュースに加えたり、イタリア料理ではトマトに熱を加えて料理するのでしょう。

《民間療法》

●**高血圧・眼底出血・歯茎の出血**……毎日トマト一〜二個を食べる。

●**口内炎**……トマトジュースを口に含み、うがいをくり返す。

●**胃潰瘍・十二指腸潰瘍**……トマトとキャベツ（またはジャガイモ）を半々にしたジュースを、嚙《か》むようにして毎日コップ一〜二杯飲む。

「秋ナス」は血管をしなやかにする ◎旬＝夏〜秋

# ナス［茄子］

*Eggplant*

**効　能**

動脈硬化・高血圧の予防、虫歯の予防、歯槽膿漏の予防・改善

インド原産のナス科の一年生、または多年生草本。日本では奈良時代から栽培されており、江戸後期には最も需要の多い野菜の一つでした。「親の意見とナスビの花は、千に一つのムダもない」と言われるように、「ナス」は「よく成る（為す）」という意味からきているようです。

「秋ナスは嫁に食わすな」ということわざがありますが、「秋ナスは大変旨《うま》いので、憎い嫁に食べさせるともったいない」という解釈と、「ナスは体を冷やす陰性食品なので、気温が低下してくる秋に食べさせると流産などが心配だ」という解釈が考えられます。しかし、『本草綱目《ほんぞうこうもく》』に「ナスは性が寒冷で多食すれば必ず腹痛、下痢し、婦人は子宮を傷める」とある

ので、後者の解釈が正しいようです。

このようなナスの「冷やす作用」は、打ち身、捻挫、やけどなどに湿布薬として用いると効果を発揮します。江戸時代の『本朝食鑑《ほんちょうしょっかん》』にも、「ナスは血を散じ、痛みを止め、腫れを消し、腸を寛《くつろ》げる」とあります。冷え性や低血圧の人がナスを食べる時は、体を温める作用のある塩や味噌を加えた料理にして食べるとよいでしょう。焼きナスをおろしショウガで食べたり、漬物に刻みショウガが添えられるのも、体を温めるための知恵です。

ナスの栄養価は大したことはありませんが、ビタミンCやPが多く含まれているので、血管をしなやかにし、高血圧や血栓症の予防や改善に役立ちます。また、果皮の色素であるナスニンがコレステロール値を下げ、動脈硬化を防ぐことも明らかにされています。このナスニンは、加水分解してデルフィニジンを生じ、これが鉄やニッケルと安定な塩《えん》を作ります。ナスの漬物に鉄クギを入れておくと漬物が青紫色になるのは、このためです。

《民間療法》

●乳腺炎や乳房の腫れ……ナスをアルミホイルで包んで黒くなるまで焼き、梅干しと練ったものをガーゼに置いて湿布する。

●虫歯・歯槽膿漏……ヘタや茎の黒焼きの粉を歯磨きに使う。

●イボ……ヘタの汁液を気長にこすりつける。

●打ち身・捻挫・軽度のやけど……冷蔵庫で冷やしたナスを縦に割り、直接に患部に当てて湿布する。

# 体を温め、疲労回復にいい「陽起草」　◎旬＝春

## ニラ［韮］
*Chinese Leek*

**効能**
強壮作用、胃腸病・生理不順・生理痛の改善

東南アジア、中国、日本原産のユリ科の多年生草本。ニラは「陽起草」と言われるほど生長力と生命力の強い野菜であり、一度植えるとほとんど手をかけなくてもよいので、懶人草《らいじんそう》（＝なまけ草）とも呼ばれています。

「葷酒《くんしゅ》山門に入るを許さず」の葷とは臭いの強い野菜のことで、ニラ、ニンニク、ネギ、ヒル、ラッキョウは五葷と言われています。

『本草綱目《ほんぞうこうもく》』に「根、葉を煮て食えば、中（胃腸）を温め、気を下し、虚を補い、腸を益し、臓腑を調和して食をよくし、腹中の冷痛するのを止める」とあるし、宮崎安貞《みやざきやすさだ》（一六二三〜九七年）の『農業全書』に「陽起草として人を補い、温まる性のよきものなり」とあることなどから、ニラは

体を温め、胃腸の働きをよくし、強壮・強精作用があることがわかります。ニンニクと同様に、消化促進、殺菌、消炎作用も有しますが、その作用の主役は、やはり硫化アリルでしょう。また、ニラに特有の働きとして、「活血化瘀《かっけつかお》＝駆瘀血《くおけつ》」作用があります。つまり、汚れたドロドロの血液を浄化して血液の循環をよくし、血液をサラサラにする働きです。つまり瘀血《おけつ》（血の汚れ）から生ずる肩こり、頭痛、めまい、耳鳴り、動悸、生理不順、生理痛、吐血、喀血、下血、鼻血などを改善する作用があるのです。ジューサーでしぼった生汁を一日おちょこ一〜二杯、毎日飲むとよいでしょう。

なお、ニラの卵とじやニラレバ炒めなどは、陽性食品のニラ、卵、レバーが組み合わさっており、疲労回復、虚弱体質の改善、貧血、低血圧などの陰性病に格好の食べ物です。

《民間療法》

●下痢……葉を味噌汁に入れて食する。

●風邪……茶碗に刻んだニラと醬油を適量入れ、熱湯を入れてフーフー言いながら飲んですぐ寝る。

●狭心症・腹痛……生葉数枚をすり鉢などですって酢で練り、ガーゼに置いて、患部に湿布する。痛みが不思議なくらいになくなる。

●切り傷・あかぎれ・虫刺され……葉の生汁をつけると、殺菌、止血作用がある。

●腰痛・インポテンツ・婦人病……ニラの種子（韮子《きゅうし》）を空腹時に二〇～三〇粒飲む。下半身の血行をよくして効く。

**効能** ガン、潰瘍、肝臓病、乳汁分泌促進、強壮など万病に

# ニンジン［人参］

*Carrot*

地中海沿岸から中央アジア原産で、セリ科の越年生草本。日本へは江戸時代前期の一六〇〇年代に伝播。学名の「Daucus carota L.」の「daucus」は、ギリシャ語の「daukos」（温める）に由来しています。

「carortin」（カロチン）の語源は「carort」であることを考えれば、ニンジンにカロテン（ビタミンAの前駆物質）が豊富に含まれているのは当たり前で、特にβ－カロテンは、万病のもとと目されている活性酸素を除去し、免疫力を増強し、種々の感染症やガンを予防することがわかっています。日頃、ニンジンを常食している人は、あまり食べない人より肺ガンの発生率が半分になるという研究報告もあります。

米国科学アカデミーは、ガンを予防する代表的食物としてニンジンの効能を一九八二年に発表しました。米国の自然療法学者のN・W・ウォーカー博士が、以前から「ニンジンジュースは潰瘍とガンを癒す世紀の奇跡である」と断言していたことが、科学的に証明されたわけです。カロテン（ビタミンA）は視力の回復、その他の眼病、皮膚病や肌荒れにも奏効します。

ミネラルとしては、強力な浄化力を持つイオウ、リン、カルシウムが多く含まれるので、胃腸、肝臓を浄化し、骨・歯を強化するのに役立ちます。また、ニンジンに含まれるコハク酸カリウム塩には、血圧を下げる作用や体内の有害な水銀を排泄する作用があることがわかっています。

ヨーロッパには、「ニンジンは人を愛嬌よくさせる」という俗言がありますが、「愛嬌」は健康が作る、ということなのでしょう。欧米の自然療法病院では、ニンジン二本、リンゴ一個で作る生ジュース（コップ二～三杯）を、必ずと言ってよいほど、万病の治療のメイン・セラピーにしているほどです。

《民間療法》

●健康の維持・増進、万病の予防・治療……ニンジン二本、リンゴ一個で作る生ジュースを毎日飲む。

●病後の衰弱・体力低下……ニンジン一本、ネギ、ジャガイモ、タマネギを適量加えて、とろ火でじっくり煮込んだスープに塩や醤油で味付けして飲む。

●肝炎……乾燥したニンジン約一二〇gを刻んでコップ三杯の水で半量になるまで煎じて飲む。

## 強壮・強精作用豊富な「農民のための万能薬」◎旬＝夏

# ニンニク［大蒜］

*Garlic*

**効能**

強壮・強精、殺菌・防腐作用、糖尿病・心臓病の予防・改善、健胃、整腸

中央アジア原産のユリ科の多年生草本。『旧約聖書』にも記載されているほど歴史は古く、エジプト、ギリシャの時代から栽培されていました。日本には、八世紀以前に中国より伝わり、『古事記』『日本書紀』には「悪疫退散のために用いられた」と記されています。和名「忍辱《にんにく》」は「侮辱を耐え忍ぶ」という意味ですが、「僧侶が激臭に耐え忍んで食べるほど薬効がある」ことからきています。

古代ギリシャやローマ時代から「農民のための万能薬」と呼ばれ、ローマの兵士は出陣前に食べて精気をつけたと言われています。エジプトのピラミッドや中国の万里の長城を造るために使われた奴隷たちの活力源も、

このニンニクでした。十九世紀の初めにロンドンで伝染病が蔓延《まんえん》した時も、ニンニクを欠かさなかったフランス人牧師だけが、病気にかからなかったというエピソードがあります。

ニンニクのこうした作用の主役は、あの強烈な臭いのもとになるアリシン（硫化アリル）で、ニンニクに含まれるビタミン$B_1$と結合してアリチアミンに変わり、疲労回復や滋養強壮効果を発揮します。アリシンは食中毒や感染症に対して殺菌効果も発揮します。また、無臭成分のスコルジニンも、新陳代謝の促進や滋養強壮に効果があります。

ニンニクの効果は、①殺菌作用、②駆虫作用（特に回虫に対して）、③整腸作用（少量でぜん動促進、多量で下痢止め）、④抗糖尿病（グルコキニンの作用）、⑤発汗・利尿作用、⑥血液循環・促進作用、⑦ニコチン・重金属・公害汚染物質の解毒化、⑧降圧作用・コレステロール低下作用（ブルガリアのソフィア大学より報告）、⑨強肝作用、⑩老眼の予防、などが明らかにされています。ただし、多食すると、胃腸の粘膜を荒らしたり、眼を傷めるという報告もありますので、眼病、潰瘍、胃腸虚弱の人は少なめに食べてください。

**《民間療法》**

●**風邪**……ニンニク、ショウガ各一五gを薄く切って鍋に入れ、ドンブリ一杯の水で半量まで煎じた液にハチミツを入れて、寝る前に温服する。

●**下痢**……ニンニクを刻んで、お粥に炊き込んで食べる。

●**水虫**……すりおろした汁を患部につける（刺激が強いので、肌が弱い人は注意してください）。

冬場のビタミン補給に最適の「お鍋の友」　◎旬＝冬

## ネギ［葱］

*Welsh Onion*

**効能**

強壮・強精、利尿、去痰、発汗

アジア産のユリ科の多年生草本。日本には古くから伝えられ、『日本書紀』や『万葉集』にもその記載があります。「葱は気の義なり。根を賞するにより根葱という」と古書にあるごとく、気を高める作用が昔から知られていたのでしょう。江戸時代に関西人は「関東人は田舎者だから、ネギの白い根まで食べる」と馬鹿にし、江戸っ子は「関西人はケチだから、ネギの青いところまで食べる」とあざ笑ったという話がありますが、本当は関東と関西ではネギの品種、栽培法（関東では土寄せして軟白する）が違うためです。

ネギを含め、タマネギ、ニラ、ニンニクなどのアリウム属の野菜は、アリイン（アリル硫化物）が含まれ、強壮、興奮、去痰、発汗、利尿、駆虫などの作用を示し、熱の出る病気に対して用いると、体内の老廃物を排除し、解毒、消炎作用を発揮します。

アリインを含む植物を調理して細胞を砕くと、アリインは一緒に含まれているアリナーゼ（酵素）により分解されてアリシンに変化し、強烈な刺激臭を放ちます。

ビタミン$B_1$はアノイリナーゼという体内の酵素により破壊されますが、アリシンと結合してアリチアミンに変化すると破壊されないので、アリウム属の野菜はビタミン$B_1$の働きを高め、滋養強壮、鎮静効果を促進してくれるのです。

ネギの青い部分には、β－カロテン、ビタミン$B_2$・C、ニコチン酸などのビタミンやカルシウム、リン、マンガン（造血作用）などのミネラルが存分に含まれるので、冬場のビタミン補給にはなくてはならない野菜です。

ニンニク、ニラと共にネギは「葷《くん》」と呼ばれ、酒と共に禅寺の山門に入ることを禁じられていましたが、実は、強壮・強精作用があるからと思われます。

《民間療法》

●風邪……ネギを細かく刻み、味噌を半々に混ぜて、ドンブリに入れて熱湯を注ぎ、飲んですぐ寝る。

●不眠症……シソの葉とネギを入れた温かいスープを寝る前に飲む。手足が温まり、気持ちが和らいで、よく眠れる。

●食欲不振……細かく刻んだネギに味噌とすりおろしショウガを適量加えて、熱湯を注いで飲む。

冬場のビタミンC補給に重宝な「北京のキャベツ」　◎旬＝冬

# ハクサイ［白菜］

*Chinese Cabbage*

**効能**

整腸、緩下作用（便秘の改善）、冬場のビタミンC補給

中国の華北から東北部（旧満州）が原産のアブラナ科の越年生草本。カブと漬菜を交配して作られたもので、西暦六〇〇年頃から栽培され、中国では「菜類中で最も常食するもの」とされています。

日本でも、鍋物や漬物、汁物などに大いに利用されていますが、日本へ入ってきたのは一八六六（慶応二）年。別名の「菘」は、「松のように寒さに耐える野菜」なので、草かんむりを付けて名付けられたもの。冷涼な気候を好み、主に関東や東北でとれるので、体を冷やす作用もなく、冷え性の人も安心して食べられます。学名の「Brassica Pekinensis」も西洋のキャベツに匹敵するほどの使途と栄養があるという意味で、北京

(Pekinensis) のキャベツ (brassica) と付けられ、英語でも「Chinese Cabbage」と言われる所以《ゆえん》です。

ビタミンCが二二mg（一〇〇g中）と多く含まれ、冬場のビタミンC補給に重宝な野菜です。また、外傷の治癒促進や強精作用を発揮する亜鉛や、発ガン物質の亜硝酸アミンを排泄するモリブデンというミネラルを含み、その上、抗ガン成分のジチオールチオニンも含んでいます。鉄やカルシウムも比較的多く含有されています。

中国・梁《りょう》代に編まれた『名医別録』には、ハクサイは「腸胃を通利し、胸中の煩を除き、酒渇（飲酒後の口渇）を解す」とありますが、ハクサイには食物繊維が多く含まれており、整腸、緩下作用にすぐれていることからも十分に理解できます。肉料理であるスキ焼きの中に好んで用いられる理由もこのあたりにあるのでしょう。

ぬか味噌漬けにした場合、ビタミンCの量は存分に保たれたまま、ビタミン$B_1$・$B_2$が増え、整腸作用も強化されます。

《民間療法》

●軽いやけど……生汁を塗布する。

●二日酔い・口渇……ハクサイの生ジューススコップ一杯を、よく噛むような気持ちで飲む。

●胃腸の働きの低下・便秘・頻尿・胸やけ……味噌汁にハクサイを入れ、よく煮て食べる。

洋食の単なる飾りではない「薬草」　◎旬＝春

# パセリ

*Parsley*

**効能**

食中毒の予防、眼病・内分泌の病気の予防、肝機能強化

ヨーロッパ中南部からアフリカ北岸原産のセリ科の越年生草本。ヨーロッパでは紀元前四世紀から栽培され、古代ギリシャ、ローマ時代には食中毒や二日酔いの予防に珍重され、宴会の象徴とされていました。また、競技会の優勝者に、パセリの冠を与えたと言われています。特有の香りは、ピネン、アピオールという精油で、虫を付きにくくし、また殺菌効果もあるので、食中毒の予防に役立ちます。洋食にパセリが添えられているのも、腸内で肉や脂の腐敗、消化不良を防ぐ意味があるのでしょう。

パセリは、料理のつけ合わせだけではもったいないほどのビタミン、ミネラルを含んでいます。ニンジンと同量のβ-カロテン、B群、C、Eな

どのビタミン類と、鉄、カルシウム、リン、イオウ、カリウムなどのミネラルを存分に含有しているのです。

こうしたビタミン、ミネラル類や精油成分の総合効果として、パセリには、①食欲増進、健胃、整腸、②利尿を促す、③眼、視神経の病気に奏効、④眼、腎臓、膀胱、尿管の感染症に奏効、⑤血管を若く、しなやかに保つ、⑥イライラやノイローゼの防止、改善、⑦貧血を防止し、酸素運搬能力を増して、脳の働きを活性化、⑧クロロフィルや塩素が体内の老廃物を解毒、⑨副腎や甲状腺、卵巣などのホルモン臓器の機能を正常化、⑩肝機能の強化、などの作用があることが経験的、科学的に知られています。

ヨーロッパで、野菜としてより薬草として用いられてきた所以です。細かく刻んでスープやパスタなどにふりかけて食べるのもよいでしょう。

《民間療法》

●前ページ①〜⑩の症状・病気……ニンジン、リンゴ、パセリの生ジュースを毎日飲む。

ニンジン二本（約四〇〇g）→二四〇cc
リンゴ一個（約二五〇g）→二〇〇cc
パセリ五〇g →三五cc
｝四七五cc（コップ二・五杯）

●たばこの口臭止め……パセリをよく噛んで食べる。

●虫刺され……生の葉をもんで、患部に直接すり込む。

発毛を促進する「緑のトウガラシ」　◎旬＝夏

# ピーマン

*Green Pepper/Sweet Pepper*

**効能**　発毛促進、夏バテ予防、血管強化、ガン予防

南アメリカのアマゾン川流域原産の、ナス科の一年生草本。「ピーマン」はフランス語の「piment」からきています。英語では「緑のトウガラシ」(Green Pepper) とか「甘トウガラシ」(Sweet Pepper) などと呼ばれるように、トウガラシの一種ということがわかります。

十五世紀にコロンブスがヨーロッパに伝え、日本には明治初期にアメリカから入ってきました。しかし、当時の人々は、トウガラシは辛いものだという先入観があり、「テヤンデェこんなもん、トウガラシと言えるかい」という具合に、拍子抜けしたようなピーマンの味になじめず、ほとんど普及しませんでした。

トウガラシの仲間には、タカノツメ、ヤツブサ、ナガミトウガラシなどの辛味型と、シシトウガラシ、ピーマンのような辛味の少ない甘味型があります。旬は夏で、β-カロテン、ビタミンC、ビタミン$B_1$・$B_2$も多く含まれ、夏バテ予防に格好の野菜。通常ビタミンCは熱に弱いのですが、ピーマンのビタミンCは熱に強いという特徴があります。また、毛細血管を強化し、出血を防ぐビタミンPも含まれているので、脳出血をはじめ種々の出血性疾患、潰瘍・傷の予防・治療に有効です。

ピーマンの濃い緑色を出している葉緑素（クロロフィル）は、血液中のコレステロール低下作用や抗ガン効果があることも知られています。また、比較的多く含まれる食物繊維は、便通をよくし、腸内の老廃物の解毒、排泄を促してくれます。特筆すべきは、ミネラルであるケイ素が多く含まれているので、爪や毛の発育に効果があるという点です。

今日では、一年中出回っているので、サラダにして生で食べたり、油を使って炒めたり、ピーマンの肉詰めにして食べたりと、大いに利用するとよいでしょう。

《民間療法》

●**脱毛・爪の発育不良**……ニンジン、リンゴ、ピーマンの生ジュースを毎日飲む。

ニンジン二本（約四〇〇g）→二四〇cc
リンゴ一個（約二五〇g）→二〇〇cc
ピーマン一〇〇g→六〇cc
　　　　　　　　　　} 五〇〇cc（コップ三杯弱）

# ホウレンソウ［菠薐草］

*Spinach*

**効　能**

栄養補給、胃腸病・痛風・内分泌の病気の予防・改善

アルメニアからイランにかけてが原産のアカザ科の越年生草本。日本には江戸時代の初期に中国から伝わったものと、明治以降に西洋から入ってきたものがあります。

テレビの人気アニメ『ポパイ』は窮地に立つとホウレンソウを食べ、とたんに百人力になったものですが、事実、β‐カロテン、B群、C、E、葉酸（悪性貧血に効く）、K（止血作用）などのビタミン、鉄（血色素の原料）、マンガン（造血に必須）、亜鉛（強精、新陳代謝に不可欠）、リン、マグネシウム、ヨード、カルシウム、ナトリウム、カリウムなどのミネラルを存分に含む超健康食品です。また、リジン、トリプトファン、シスチン

などの動物性タンパク質に似たアミノ酸を含むので、格好のタンパク源となります。

ホウレンソウの効能として特筆すべきは、胃腸を浄化、清掃し、それを再建、再生する強力な薬理作用を持っている点です。またホウレンソウには、脳下垂体ホルモンの分泌を正常化して、内分泌全体のバランスを正常に保つ働きがあり、体内の尿酸を排泄させる作用もあり、痛風にも奏効するとされています。さらに豊富に含まれるクロロフィル（葉緑素）は血液中の有毒物を浄化し、特にダイオキシンの排泄を促進することが知られています。

なお、「ホウレンソウに含まれる、シュウ酸が結石を作る」とよく言われますが、国立栄養研究所の研究発表によると、「ネズミの食物中に、毎日三％のシュウ酸を一カ月与え続けてやっと結石ができた」と報告されています。人間に当てはめると、一日一〇束（約三kg）のホウレンソウを生のまま一カ月食べ続けるのに相当します。一日一〇〇～二〇〇gのホウレンソウを毎日食べても何の支障もない、と言ってよいでしょう。

《民間療法》

●便秘……リンゴ、ホウレンソウの生ジュースを朝・夕飲用する。

リンゴ一個（約二五〇g）→二〇〇cc
ホウレンソウ二〇〇g→一四〇cc
｝三四〇cc（コップ二杯弱）

●のぼせ＝頭痛・高血圧・めまい……ホウレンソウをゆがいて、ゴマ油で炒めて毎日食べる。

「ヌルヌル」が滋養強壮効果の秘密　◎旬＝秋〜冬

# ヤマノイモ［薯蕷］

*Yam / Yamaimo*

**効　能**

滋養強壮、糖尿病の改善、老化予防、慢性下痢の改善

日本、台湾に野生するヤマノイモ科の多年生つる性草本。自然の山野に野生するので、「自然生《じねんじょ》」とも呼ばれます。わが国では古くから食用にされています。

ヤマノイモには、ジアスターゼ、アミラーゼ、カタラーゼ、グルコシダーゼなどの諸酵素が豊富に含まれているため、「とろろ飯」など、かなり食べすぎてもすぐに胃がスッキリとするものです。

昔からヤマノイモ、サトイモ、ウナギ、ドジョウ、ナマズなどのヌルヌルしたものは精力剤になると言われていますが、ヌルヌルの主成分はムチンで、タンパク質の吸収をよくし、滋養強壮効果を発揮します。

江戸時代の『和歌食物本草』に「とろろ汁折々少し食すれば脾臓（＝胃）のくすり気虚を補う」とあり、『神農本草経《しんのうほんぞうきょう》』にも、ヤマノイモについて、「虚弱体質を補って早死にを防ぐ。胃腸の調子をよくし、暑さ寒さにも耐え、耳、目もよくなり、長寿を得られる」とあります。

漢方でも、胃腸や肺、腎臓の働きを強化し、「消化促進、寝汗、下痢、頻尿、帯下、腰痛、咳、糖尿（病）……」に効くとしています。事実、粘り気のもう一つの成分デオスコランには、血糖低下作用が証明されています。

漢方薬「八味地黄丸《はちみじおうがん》」の主成分の山薬がヤマノイモで、八味地黄丸は、足腰の冷え、むくみ、痛み、頻尿、老眼、白内障、インポテンツ、皮膚のかゆみ、骨粗しょう症など、老化による症状や病気に対する妙薬です。また、血中コレステロールの低下作用があることも報告されています。

ヤマノイモは入手しにくいので、ナガイモで代用されても効能はほとんど同じです。

《民間療法》

●糖尿病や慢性下痢……ヤマノイモ約六〇ｇを煮て、一日三回に分けて食べる。

●おでき……患部にとろろをつけると、吸い出し効果抜群（刺激が強いので、肌が弱い人は注意してください）。

●滋養強壮・下肢・腰の冷え・むくみ・痛み・頻尿・老眼……乾燥根（ヤマノイモ）約二〇〇ｇを細かく刻み、グラニュー糖約一五〇ｇと共に、焼酎約一・八ℓの中に漬け込み、三カ月放置。これを一日一回、就寝前に約三〇cc飲む。

浮気封じに効く⁉「頭の疲れを癒す野菜」　◎旬＝夏

## 効能

鎮静作用、不眠解消

# レタス

*Lettuce*

ヨーロッパ中南部、西アジア、北アフリカ原産で、キク科の越年生草本。古代ギリシャ、ローマ時代から栽培されていたようです。日本にも中国原産の「ちしゃ」が平安時代に渡来していますが、同種と考えてよいようで、レタスがほんの少し前まで「玉ちしゃ」と呼ばれていた所以です。

学名の「Lactuca sativa L.」の「lact」はラテン語で「乳」の意味ですが、レタスの茎を切ると白い乳液を出すことに由来しています。

『本草綱目《ほんぞうこうもく》』には「筋骨を補い、五臓の働きをよくし、気のふさがりを開き、経脈を通じ、歯を白くし、耳や目をさとくす。熱毒や酒毒を解き、頻尿、口渇を治し、腸の働きをよくする」とあります。

科学的に見ても、ビタミンはA、$B_1$・$B_2$・Cを、ミネラルは、カリウム、ナトリウム、カルシウム、リン、マグネシウム、鉄を多く含有しています。特に多く含まれているマグネシウムは、筋肉組織、脳・神経組織の新陳代謝を活性化させ、これらの組織の健全性を保つ重要な働きをします。また、茎に含まれる乳汁中のラクッコピコリンには、精神安定作用と入眠作用があり、レタスが「頭の疲れを癒す野菜」「鎮静作用を有する野菜」と昔から言われるのが首肯できます。

また、ヨーロッパでは、「レタスは恋の炎を鎮める」効能＝制淫作用があると言われるのも、レタスの鎮静作用の成せる業でしょう。だから、ご主人の浮気封じにはもってこいの野菜で、毎日、ニンジン、リンゴと共に、レタス五〇〜一〇〇gをジュースにして飲ませると、伝書鳩よろしくご帰宅なさるのは間違いありません!?

また、神経の高ぶりを抑えてくれるので、不安神経症、ヒステリー、心《しん》悸亢進《きこうしん》、痙攣《けいれん》にも効果があるわけです。

ただし、葉菜であるレタスは、漢方で言う体を冷やす陰性食物。『本草綱目』にも「病人や冷え性、産後の人が食べると腹を冷やし、腸を痛める」とあるので、冷え性の人が生食するのは禁物です。

《民間療法》

●母乳の分泌不良……レタスの葉を味噌汁にたくさん入れて食べる。

●口内炎・歯肉炎・咽頭炎……生の葉を土器に入れて黒焼きにしたものを患部に塗る。

ビタミン・ミネラルが豊富な「蜂巣」　◎旬＝秋〜冬

# レンコン［蓮根］

*Lotus Root*

**効　能**

胃潰瘍・十二指腸潰瘍の改善、鼻血の止血

ハスは東アジアの温帯・熱帯産のスイレン科の多年生水草。七月から八月頃、大型の薄紅色の花が朝日と共に開花し、午後三時頃閉じる。これをくり返して四日目に散る、という面白い花で、その種子は三千年もの間、発芽力を保持することができます。このことを、大賀一郎博士が一九五一（昭和二十六）年三月、千葉市検見川の三千年前の地層から見つかった八スの種子を発芽させ、実証してみせたことは有名な話です。

日本には古く中国から渡来し、万葉時代は、花が終わって果実ができる頃、果実の入っている花托の形が「蜂の巣」に似ていることから「蜂巣」と呼ばれ、後に「チ」が発音されなくなって「ハス」になったとされています。

地下茎（レンコン）の主成分は炭水化物で、でんぷんと同様に食物繊維が存分に含まれています。ビタミンもミネラルも存外に多く含まれており、ビタミンCはレモンの含有量と同じくらい豊富ですし、貧血の改善に必要な鉄も多く含まれています。

黒ずみのアクの成分はタンニンで、収斂、止血、止瀉《ししゃ》、消炎作用があるので、胃潰瘍・十二指腸潰瘍の出血、鼻血に奏効します。

レンコンを切る時生じる糸を引くような特有の粘り気はムチンで、胃もたれ、胸やけ、消化不良に効きます。

江戸時代の『日養食鑑《にちようしよくかがみ》』に、レンコンについて、「胃を開き、食を消し、酒毒を解し、産後の血分の病、また吐血、下血、喀血を治す」とありますが、科学的に見ても正しいことがわかります。

《民間療法》

●**鼻血**……脱脂綿にレンコンのしぼり汁を含ませて鼻孔に入れる。

●**喀血・下血・吐血**……レンコン五〇gを水六〇〇ccで半量まで煮つめて一日三回温服する。

●**下痢**……レンコン一〇gをコップ一杯の水で煎じ、半分まで煮つめ、一日三回温服する。

●**全身倦怠・精力減退**……ハスの種子二〇粒をフライパンで炒めて一日三回に分けて食べる。

太古から日本人が食べてきた「海の野菜」

# 海藻類
*Sea Vegetable*

**効能**
コレステロール低下、若さを保つ

日本人は海藻をよく食べます。そして、海藻や小魚を多食する地方には長寿者が多くいます。日本人が海藻を食べるようになった歴史は古く、石器時代から海藻を魚介類と共に食料にしていたようです。『万葉集』にも「藻塩焼く」煙が、よく登場します。

海藻類は、褐藻類（コンブ、ワカメ、ヒジキ、モズク）と紅藻類（浅草ノリ、テングサ）、緑藻類（青ノリ）の三つに大別されますが、ワカメ、コンブ、ノリの三つで、日本の全海藻の生産量の九〇％を占めます。また、海藻は野菜と同じく、クロロフィル（葉緑素）を有し、光合成により生育するので、栄養成分も両者はよく似ていますが、総合的な栄養価、健康に資する効力とも海藻のほうが野菜よりずっと上です。

海藻には、タンパク質は平均して一〇%前後含まれていますが、中でもノリには、何と四〇%近くも含まれています。海藻の旨味のもとであるアミノ酸としては、グルタミン酸（コンブ、浅草ノリ）、アスパラギン酸（コンブ、浅草ノリ）、アラニン（ワカメ、浅草ノリ）、グリシン（ワカメ）などの含有がよく知られており、コンブに含まれるラミニンには降圧作用もあります。他に、カイニン酸やドウモイ酸などのアミノ酸には駆虫作用もあります。また、ノリにはタウリンが含まれていて降圧、強心、強肝、抗血栓、抗コレステロールなどの作用を発揮します。

海藻の脂質は、陸上植物と違ってEPAなどの魚介類に含まれる高度不飽和脂肪酸から成っているので、降圧、抗コレステロール、抗血栓などの作用を発揮します。炭水化物は五〇%含まれ、大部分が非消化性の、いわゆる食物繊維で、整腸作用、コレステロール・脂肪・糖・発ガン物質の除去・排泄作用を有します。特に褐藻類のフコイダンは、ヘパリンと同じく抗血栓作用を有し、さらに免疫力を高めて制ガン効果を発揮します。

ワカメ、コンブ、ノリを水につけるとぬめりが出ますが、これは多糖類のアルギン酸の作用で、コレステロール低下、降圧、塩分や食品添加物の排泄などの作用を有しています。

ビタミン類は、A、B群（$B_1$・$B_2$・$B_6$）、C、Eなどが、野菜中の含有量よりずっと多く含まれていますが、特にノリには、陸上植物にはほとんど存在しないビタミン$B_{12}$（不足すると悪性貧血になる）も含まれています。

海藻に含まれるミネラル類として特筆すべきは、ヨードの含有量が多いことです。ヨードは甲状腺ホルモンの原料となり、新陳代謝を高め、若さと健康を保つのに役立つからです。その他海藻には、ナトリウム、カリウム、カルシウム、鉄、マンガン、マグネシウムなどが豊富に含まれていて、海水ミネラルの化身といってよいほどです。

なお、ワカメに大量に含まれているクロロフィルは、口臭予防、コレステロール低下作用の他に、抗ガン作用も有します。モズクに特に多く含まれるセレニウムにも、強力な抗ガン効果があります。

保存食品、優秀な健康食品として世界に誇りうるものに寒天があります。テングサを煮出して冷やし、ゼリー状にしたものがトコロテンで、これを凍結・乾燥させると寒天になります。過食で栄養過剰に陥っている現代人にとっては、食物繊維を豊富に含み、腸内の栄養過剰物・老廃物を大掃除してくれるトコロテン・寒天は、格好の健康食となります。

なお東洋医学的には、海藻類は赤、濃緑、茶と濃色の陽性の外観ですので、野菜のように体を冷やすことはありません。「冷え性」の人がサラダを食べる時は、ダイコン、タマネギをスライスし、ワカメを加えて醬油味ドレッシングをかけて食べると、生野菜の冷える欠点を補え、ビタミン、ミネラルを豊富に摂取できるので、健康増進に役立ちます。

コラム

## 相似の理論

西洋医学は人間だけを診る学問ですが、われわれ人間も、この地球上に生まれた一つの生命ですから、他の動植物と似ている、と考えるのが、漢方の「相似の理論」です。

年齢と共に、下肢の冷え、むくみ、筋力の低下、腰・膝の痛み、排尿の異常……など下半身の症状が表れてきますが、人間の下半身は、植物の根に相当しますので、「相似の理論」ではこうした「老化症状」には、ゴボウ、ニンジン、レンコン、タマネギ、ヤマノイモなどの根菜を食べるとよい、と考えます。

貧血（青白い顔色）には、小豆、黒豆、浅草ノリ、プルーン、レバー、ホウレンソウなど、「色の濃い（赤または黒の）食物」を、逆にズングリムックリ、赤ら顔の高血圧のおじさんには、緑菜（青）野菜や牛乳など、「青白い食物」を食べさせると、お互いにないものを補完しあって症状が改善する、というのも「相似の理論」の応用です。

また、色白でフワーッと太った水太りの人（たいてい女性）は、パン、ケーキ、グレープフルーツ、水分など、フワーッとしたものを食べすぎていることが多いものです。食べたものと同じ（相似の）体型になるわけです。

# キノコ類

*Fungi*

**効能**

腸内老廃物の排除、免疫力を高める

キノコ類は、担子菌類に属する微生物の子実体で、日本には約三〇〇〇種のキノコが存在していますが、食用、薬用として利用されているのは約三〇〇種です。

『古事記』『日本書紀』にもキノコの記録があるので、古くから食用にされていたようです。

キノコの特徴は風味（香気）と旨味にありますが、香気の成分はレンチオニン（シイタケ）、メチルシンナメート（マッタケ）などで、旨味の成分は、グルタミン、グルタミン酸、アラニンなどのアミノ酸です。

キノコの栄養学的特徴は、容量が多く満腹感が得られるのに、低カロリーであることです。つまり格好のダイエット食になります。

また、食物繊維が四〇%も含まれているので、腸内の有害物・老廃物・毒・発ガン物質を排泄し、血液をきれいにしてくれます。

さらに、キノコに含まれるエルゴステリンは、日光の紫外線の働きでビタミンDに変わり、腸内でのカルシウムの吸収を助けてくれます。ただし、カルシウム自体の含有量は少なく、また、ビタミンA(カロテン)やCの含有量もほとんどゼロです。

日本の代表的なキノコの一つであるシイタケは、シイの朽木に寄生するキノコで、昔から不老長寿の食べ物として珍重されてきました。このシイタケは、ビタミン$B_1$・$B_2$、カリウムが多く含まれている上、シイタケに特有の成分として、血中コレステロール値を下げるエリタデニンやガン細胞の増殖を抑制するレンチナンがあります。

「匂いマツタケ、味シメジ」と言われるマツタケは、京都府、兵庫県、岡山県などで以前は多くとれましたが、今は生産量が激減し、中国や韓国、カナダから輸入されるようになりました。マツタケにはビタミン$B_2$・C・Dが多く含まれますが、何といってもマツタケの一番の特徴は、あの独特の香気と旨味による食欲増進効果でしょう。シメジの旨味は、グルタミン酸やリジンによるもので、鍋物や炊き込みご飯によく用いられます。

ナメコ独特のぬめりの正体はムチンで、これは、タンパク質、アミノ酸の吸収をよくしてくれるので、味噌汁の具にはもってこいです。

マッシュルームは世界中で栽培されており、日本のシイタケ、中国のフクロタケと並び、世界の三大キノコとされています。食物繊維を多く含み、血中コレステロール値の低下作用を有します。

マイタケは、多糖類のグルカンを含有するので、免疫力を上げ、ガンに効くと喧伝《けんでん》されています。しかし、東洋医学的に言えば、ガンの原因は「血液の汚れ」であり、これをきれいにしない限り、本当の予防や治療はありえません。

その点、マイタケをはじめキノコ類は食物繊維を多量に含み、胃腸の掃除をすることによって血液をきれいにし、なおかつ免疫力を増強するレンチオニンやグルカンを含むので格好の抗ガン食品です。

しかし、キノコさえ食べていればガンにかからないとする考えは危険です。食生活を含め、運動、精神生活を正し、体を温めることが、ガン予防、治療の要諦《ようてい》になるのですから。

なお、東洋医学的に言うと、キノコは容量があるわりに軽く、水分も多くて冷たいので、体を冷やす陰性食品です。したがって、よほどの陽性体質の人以外は、熱を加えて調理して食べるべき食品です。肝臓病、心臓病、腎臓病、高血圧、風邪、魚の中毒、肥満症に効くとして民間療法で重宝されている「シイタケの煎じ汁」もとろ火で煎じ、十二分に熱が加えられたものです。

# 第2章

# 薬になる穀物

（穀類・豆類・種実類）

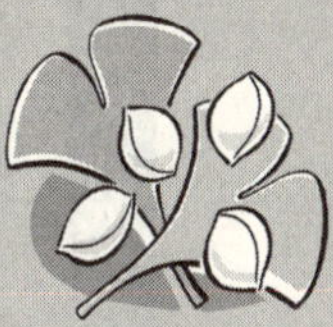

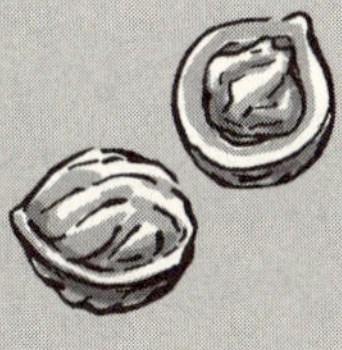

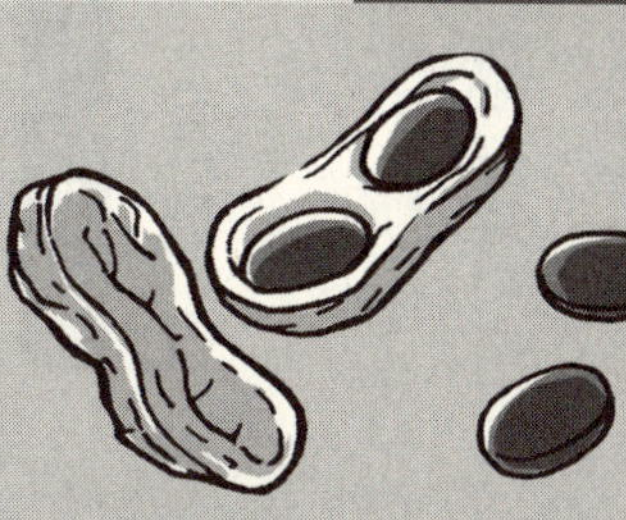

「サポニン」が強力な利尿効果を発揮　◎旬＝秋

# アズキ［小豆］

*Adzuki Bean*

**効能**

利尿作用、むくみ・二日酔いの改善

マメ科。中国東北部原産の一年草。日本へは三世紀頃に伝わりました。大豆と同じく栄養価が高く、ビタミン、ミネラル、食物繊維が豊富ですが、他の豆類に比べ、脂肪分が少ないのが特徴です。

漢方では、生薬名を「赤小豆」といい、脚気、心臓病、腎臓病、便秘に処方しています。含有成分のサポニン（ポリフェノールの一種）が体内の水分量を調節し、「むくみ」があると強力な利尿作用を発揮するからです。

サポニンは、血中のコレステロールや脂肪を低下させる作用もありますが、皮の部分に多く含まれているので、皮つきのまま食べるほうが望ましいでしょう。ビタミン$B_1$も多く含むことが、疲れや脚気にも奏効する所以です。

小豆五〇gを水六〇〇ccに入れて、半量になるまで煎じて飲むと、利尿を促し、相当ひどい「むくみ」や二日酔いにも奏効します。おできや吹出物には、小豆をつぶして粉にし、水を加えて練り、患部に貼るとよいでしょう。

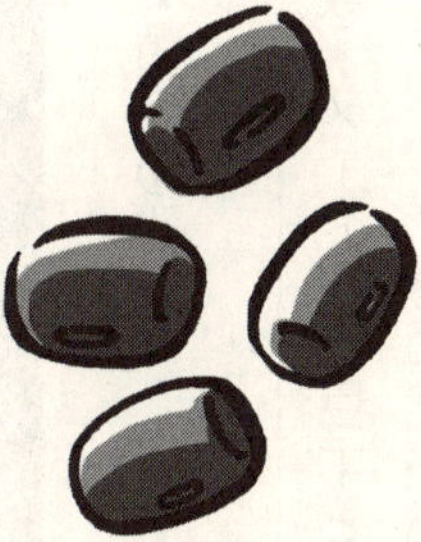

◎旬＝秋

咳を鎮める「イチョウの実」

# ギンナン［銀杏］

*Ginkgo Nut*

**効能**

咳・頻尿の改善

中国原産のイチョウ科の落葉高木で、高さ数十メートルの巨木となります。雌雄異株で四月に葉が出ると同時に開花し、十一月頃に実が黄色に熟して地に落ちます。その種子がギンナンです。

日本では、煮て食べると肺を温め、咳や痰に効くことがわかっていたので、「国民病」と言われた結核によく用いられていたようです。漢方の咳止め「定喘湯《ていぜんとう》」の成分になっていることからも、鎮咳・去痰作用があることは確かです。また、膀胱の括約筋を強くする成分が含まれており、夜尿症や（夜間）頻尿に奏効します。

食べ方は炒る、がんもどきに入れるなどの他、田楽や茶わん蒸しにも使われます。ただし、青酸が含まれているので、食べすぎると消化不良を起こし、まれに死ぬ（『本草綱目《ほんぞうこうもく》』によると一〇〇〇個で死ぬと……）こともあるので要注意（日本中毒情報センターによると、「大人四〇個まで」とあります）。

《民間療法》

●気管支炎・咳止め・頻尿……焼いたギンナンを毎日五〜一〇粒食べる。

「脳の形」をした頭の病気に有効な実

# クルミ［胡桃］

*Walnut*

◎旬＝秋

**効能**

ボケ・老化予防、強壮・強精

クルミ科、ペルシャ原産。ヨーロッパでは古くから栽培されていましたが、日本へは江戸時代にやっと伝播《でんぱ》しました。古代ギリシャやローマでは、「クルミの実には催淫性がある」とされていました。実際、多量の良質な脂肪（動脈硬化を予防するリノール酸などの不飽和脂肪酸）、タンパク質、ビタミンEが豊富に含まれ、強壮・強精作用が極めて強いことからも首肯できます。

イギリスではクルミの形が人の頭に似ていることから、「頭の病気に効く」とされ、中国ではクルミの形が脳に似ているので、「クルミを食べると頭がよくなる」と言い伝えられていますが、これこそ漢方の「相似の理論」（一四〇ページ参照）です。まさに不眠症、ボケ、脳動脈硬化を予防・改善する健脳食と言えるでしょう。

『開宝本草』にも、クルミは「元気をつけ、肌を潤し、髪を黒くする」とあります。ぜひ、毎日二～三個食べることをおすすめします。ただし、一個で約三五kcalもあるので、食べすぎにはご注意を！

◎旬＝一年中

老化予防の扉を開く「魔法の種」

## ゴマ［胡麻］

*Sesame Seed*

**効能**

強壮・強精、長寿食、ガン予防、肝臓病の予防

ゴマ科の一年草。原産地はエジプト。成分の約半分がリノール酸やオレイン酸など動脈硬化を予防する脂質。

良質のタンパク質（約二二％）、疲労回復のビタミンB群、老化予防・若返りのビタミンE、貧血に効く鉄や銅、強壮作用の亜鉛、骨歯を強くするカルシウムなども豊富です。

近年、ゴマリグナン（セサミンなど）なる物質が発見され、強力な抗酸化作用により、ガン予防、肝臓病や二日酔いの予防・改善に効果のあることがわかってきました。

《民間療法》

●白髪・精力減退・若ハゲ……黒ゴマ八：粗塩二をフライパンで炒り、すりつぶした黒ゴマ塩をご飯にかけて食べる（市販品もある）。

●軽いやけど・切り傷……水で洗った後、ゴマ油を塗る。

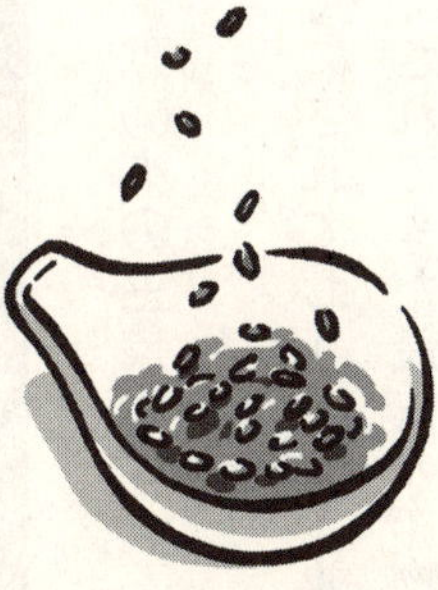

肉食と相性のいい「あんなしマンジュウ」 ◎旬＝春・夏

# コムギ＆パン［小麦］

*Wheat & Bread*

**効能** 肉食過剰の人の主食

イネ科のコムギは世界の国々の半分以上で主食にされており、稲と並ぶ人類の二大食用植物で、一万年以上も前から栽培されてきた最古の作物の一つです。ヘブライ、フェニキア、古代エジプトなどの地中海沿岸の人々は、小麦粉に水を加え、こねて焼いたものを主食にしていました。

ある時、古代エジプトの主婦がブドウのしぼり汁で穀物の粉をこねたのですが、うっかり放置してしまい、太陽にさらされたこの穀粉が夜になると芳香を放っていたので焼いてみたところ、フワーッと膨らみ、味も香りもいつものものと比べて格段によくなっていた、という偶然が、今日のパンを作ったと言われています。放置している間に、空気中を飛散しているイースト菌がくっつき、太陽熱で発酵したわけです。ブドウ汁（ブドウ糖）を混ぜていた偶然も、発酵を助けるのに幸いしたことになります。

日本では、パンは明治時代に「あんなしマンジュウ」として登場。しかし、一八七四（明治七）年、銀座の木村屋が「あんパン」を考案して売り出すと、たちまち「西洋マンジュウ」として広まりました。つまりパンは、日本ではご飯の代用ではなく、あくまでお菓子だったわけです。今でも「ご飯を食べないと、何となく力が入らない」と感じる日本人が多いのは、千年以上もコメに慣れ親しんできたDNAが言わしめているのかもしれません。

コムギはコメと比べるとタンパク価は低いし、精白したコムギにはビタミン類、ミネラル類の含有量が非常に少ない。しかし、精白前の小麦胚芽には$B_1$・$B_2$・Eなどのビタミンの他、鉄、亜鉛、銅、マグネシウムなどのミネラル、食物繊維が存分に含まれているので、欧米では最近、ガンをはじめ、種々の病気を予防するために、全粒麦のパン（黒パン）を食べる人が多くなっています。

コムギは、漢方では「涼性」、つまり体を冷やす陰性食品です。よって、体を温める陽性食品の肉と合うわけです。しかし、欧米人に比べて肉食の量がうんと少ない日本人が、体を冷やす牛乳や生野菜と一緒に白パンを食べるという現代の若者風の食事をすると、体温を低下させる原因となります。

現代人を悩ませているアトピー、喘息、膠原病、生理不順、脂質異常症（高脂血症）、糖尿病、そしてガンですらも、漢方で言うと、体温低下（冷え）からくる陰性病で、こうした食生活もその原因の一翼を担っていると考えられるわけです。

生命の源になる「日本人の主食」　◎旬＝秋

# コメ［米］

*Rice*

**効能**

抗脂血、抗血糖、健康・生命のもと

イネ科の稲の原産地は東南アジアからインドにかけての地域で、日本にはすでに弥生時代に伝播していました。稲の「い」は「息または命」、「ね＝根」で、文字通り「生命のもと」という意味です。そのため、日本人は、正月、お祭り、神事などおめでたい行事の時には餅や赤飯を食べ、コメの酒を供えるなど、コメを大切なものとして扱ってきたわけです。

第二次大戦後、日本がだんだん豊かになるにつれ、「コメは脳出血や胃ガンのもとになる」という風説が流布し、パン食を奨励する風潮が日本を支配したことがありました。米どころの秋田県や山形県で脳出血や胃ガンの罹患率が高かったことがその要因でした。しかし、東北地方の人々は豪雪のため、冬には室内に閉じこもりがちで運動不足になり、また、寒さしのぎに酒を飲みすぎ、食事も野菜不足になる傾向があったために、そうした疾病の罹患率が高かったというのが真相です。

コメは、稲からもみ殻だけを取り去ったものが玄米で、玄米からぬかを取り除き胚芽を残したものが胚芽米です。さらに、胚芽米から胚芽を取り去ると白米になります。

玄米をまけば芽が出ますが、白米はまいても腐るだけなので、玄米は「生き米」、白米は「死に米」と言われ、栄養素の含有量は断然、玄米のほうがすぐれています。

玄米にはコメの炭水化物が体内で消化・吸収されてエネルギーに変わる時に必要なビタミン$B_1$・$B_2$をはじめ、Eなどのビタミン類、カリウム、鉄、亜鉛、銅、マグネシウムなどのミネラル類、それに血中のコレステロールを下げてくれるリノール酸や腸内の余剰物や有害物(コレステロール、脂肪、糖類、ダイオキシン、発ガン物質、農薬など）を大便と共に排泄してくれる食物繊維が白米に比べ数倍も含まれています。

しかし、寿司のシャリは玄米というわけにはいかないのは、白米独特の淡白な旨味のせいで、昔から「女房とコメの飯には飽かぬ」とか「コメの飯と女房は白いほどよい」と言われる所以でしょう。

白米ご飯を食べながら、玄米食と同じくらいの栄養効果を上げるには、黒ゴマ塩（黒ゴマ八：粗塩二を炒めて、砕いたもの〈市販品もあり〉）をふりかけて食べるとよいでしょう。近年、コメのでんぷんに含まれるレジスタント・スターチにコレステロールや血糖を下げたり、血圧を下げたりする作用があることが明らかになっています。

大飢饉を救った「救荒作物」　◎旬＝夏〜秋

# ソバ［蕎麦］

*Buckwheat*

**効能**

肥満・脳卒中・ボケの予防、むくみ・便秘の改善

タデ科、バイカル湖から中国の東北地方が原産。『続日本紀』に「元正天皇の養老六（七二二）年は夏のひでりがひどく、稲が枯れ、大飢饉になったので、ソバを植えるように命令が出された」という記述があります。「ソバ七十五日」と言われるように、種をまいた後五十〜七十日で収穫され、酸性のやせた土地でも寒冷地でも栽培可能で、育てるのにもあまり労力がいらないので、当時から救荒作物として、重宝がられていました。

元来、農民の主食として、「ソバ団子」や湯で練って作る「ソバガキ」が食べられていましたが、江戸時代初期の慶長年間にうどんやソーメンのようにひも状の麺にすることが考案されてから、大衆に広まっていきまし

た。このように麺にすることを「そば切り」と言い、つなぎには小麦粉が用いられます。小麦粉の混入率は一〇～八〇％といろいろですが、五〇％前後の同割りが一番一般的です。

ソバの特産地は、信州、出雲、盛岡、秩父などの寒冷地である上、外観が濃い色なので、体を温める作用を有する陽性食品です。「江戸っ子はそば好きで、関西人はうどん好き」と言われるのも、関東が関西より寒いのが一因でしょう。外国にも、ロシアの「カーシャ」（ソバ粥）、ポーランドの「ソバプディング」、フランスの「そば粉のクレープ」など、寒い国にソバ料理が存在するのも、この理屈からよくわかります。

そば粉は、色が黒いものほど栄養分が多いと言われますが、確かに薄い色のソバより、鉄、カルシウムなどのミネラル、$B_1$・$B_2$などのビタミンの含有量が多くなっています。

また、ソバは八種類の必須アミノ酸を含む良質のタンパク質と、消化されやすいでんぷん、それに血管を強化して脳卒中などを防ぐルチン（ビタミンP）、脳の記憶細胞の破壊やボケを防ぐソバポリフェノールやコリンなども含む上に、ソバに含まれるアミノ酸には、脂肪の増加を抑える作用があることがわかっています。

『本朝食鑑《ほんちょうしょっかん》』に、「ソバは気分をおだやかにし、腸を寛げ、能く腸胃のつかえ（老廃物）をこなす。また、水腫、泄痢《はらくだし》、腹痛、上気を治す」と効能が並べ立ててあるのも、十分にうなずけるわけです。

## 「イソフラボン」が乳ガン・子宮ガンを予防する　◎旬＝夏

# ダイズ［大豆］

*Soybean*

**効　能**

老化予防、健脳、乳ガン・子宮ガンの予防、骨粗しょう症の改善

マメ科。中国北部原産の一年草。日本には縄文時代に伝播。一八七三（明治六）年のウィーン万博に日本は大豆を出品し、ドイツの科学者から、その栄養の豊富さを絶賛され、「畑の肉」と呼ばれました。

事実、牛肉と同様の必須アミノ酸が含まれ、脂質は血中コレステロールを低下させるリノール酸やオレイン酸を多く含み、$B_1$・$B_2$・$B_6$・E・Kなどのビタミン類、カルシウムや食物繊維も豊富です。また、肝機能を高め、利尿を促し、脂質異常症（高脂血症）を防ぎ、老化を予防するサポニン、脳の働きをよくするレシチンなど、健康増進成分が存分に含まれています。

さらに、最近話題のイソフラボン（ポリフェノールの一種）は、女性ホルモンに酷似した作用を有し、乳ガン、子宮ガンの予防、骨粗しょう症の改善に有効です。大豆タンパクに含まれるリジンやスレオニンなどの必須アミノ酸は、白米にはほとんど入っていないので、ご飯と味噌汁、納豆、豆腐、醤油などの組み合わせは栄養学的にも最高なのです。

薄皮の「レスベラトロール」に抗ガン作用が　◎旬＝一年中

# ピーナッツ

*Peanut*

**効　能**

強壮・強精、長寿食、ガン予防、下痢の改善

マメ科で原産地は南米。紀元前より栽培されており、日本へは一七〇六年に中国より伝播したので「南京豆」と言われます。花が咲いた後、土中に子房の柄が伸びて地中に入り結実するので、「落花生」とも言われます。

良質のタンパク質、動脈硬化を予防する不飽和脂肪酸、ビタミンB群・E、アルツハイマー病を防ぐとされるレシチンなどが豊富に含まれていいます。近年、茶色い薄皮から強力な抗酸化作用を有する「レスベラトロール」なる物質が発見され、その抗ガン作用が注目されています。

食物繊維も三・〇g（一〇〇g中）と多く含まれるので、脂肪や糖の吸収を妨げ、脂質異常症（高脂血症）や糖尿病の予防・改善に役立ちます。

ただしカロリーが高いので、一日一〇〜二〇粒くらいまでが適当でしょう。皮をつけたまま食べると、下痢を止めたり、出血を防ぐ効果もあります。古くなると、肝臓ガンの一因となるカビ（アフラトキシン）が発生するので、できるだけ早めに食べることです。

# 第3章

# 薬になる果物（果実類）

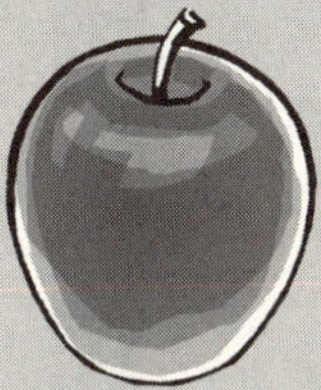

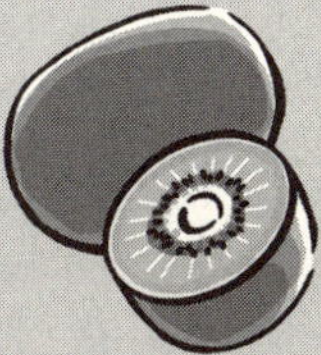

老人・病人の栄養食になる「森のバター」　◎旬＝一年中

# アボカド

*Avocado*

**効　能**

老人・病人の栄養補給、美肌効果、便秘の改善

原産地は中南米、クスノキ科の熱帯性常緑喬木。古くから「生命の源」「森のバター」と言われるほどの高栄養食品で、獣肉に匹敵するほどの脂質（約二〇％）を含んでいますが、それは血中のコレステロール低下作用を持つ不飽和脂肪酸のオレイン酸、リノール酸、リノレン酸、パルミチン酸などから成っています。

その他にも、ビタミンB群・C（約三〇㎎）・A・E（三㎎）やスクワレンなどを含んでいます。こうした成分には皮膚の湿潤作用があり、肌のかさつきを防ぎ、髪のツヤをよくしてくれます。また、食物繊維を多く含んでいるので、毎日半個～一個食べると、便秘の解消に役立つでしょう。

タンパク質も、フルーツの中では最高の含有量を誇るので、成長期の子供のおやつとしても最適。フルーツなのに、ご飯や醤油、ノリなどとも相性がよく、脂肪が多いので、寿司種としてもトロと間違うほどの旨さがあります。

老人や病人の健康・保健食にも最適です。

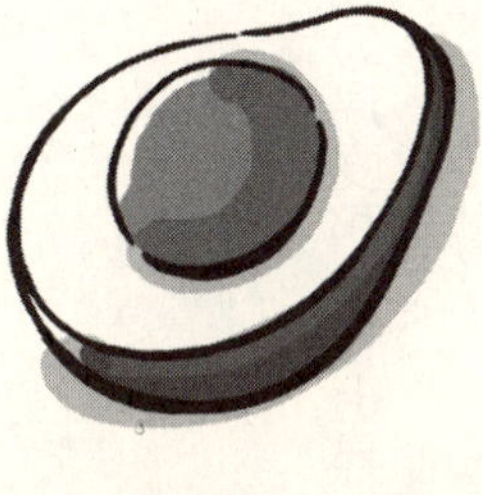

コラム

## 陽性食品・陰性食品・間性食品

現代栄養学では、食物を焼いて、ある一定量の水の温度を一℃上昇させる時の熱量を一kcalと規定しています。

そのため、食べると体が温まる食物（陽性食品）、冷える食物（陰性食品）、温まりも冷えもしない食物（間性食物）などという概念はありません。

しかし、漢方では、食物の持つ陽性や陰性を重視し、冷え性の人や冷えの病気（風邪、リウマチ、うつ病、下痢、アレルギーなど）には、陽性食品や間性食品を、暑がりの人や陽性の病気（高血圧、脳卒中、欧米型のガンなど）には、陰性食品と間性食品を食べて健康になるように指導します。

簡単に言えば、外観が赤、黒、橙の色、北方産、固い（水分が少ない）食物は陽性食品で、逆に外観が青、白、緑の色をして、南方産、水分の多い食物が陰性食品です。

間性食品は、両者の中間の食品で、黄～うす茶色をしており、玄米、玄麦、ソバ、アワ、キビ、トウモロコシ、イモ類など、人類が主食にしてきた、万人の健康維持に必要な食物です。

美肌を作る「ラテン生まれ」の赤い果実　◎旬＝冬〜春

# イチゴ［苺］
*Strawberry*

**効能**
貧血・頭痛の改善、美肌作り、抗動脈硬化、風邪の予防・改善

南米チリ原産のバラ科の植物。一四九二年にコロンブスがアメリカ大陸を発見した後、ヨーロッパに持ち帰り、十七世紀になり、品種改良されて現在のイチゴが作り出されました。日本には、一八四〇年頃にオランダから長崎に持ち込まれたため、オランダイチゴの別名があります。

英語の「strawberry」は、「berry（実）」と「straw」がつながってできたものですが、「straw」は「ワラ」ではなく、「stray＝あちこちへ移る」がなまって「straw」になったものと考えられ、つるがあっちこっちに向いて走る様子を形容したものです。

イチゴは豊富な糖分（ブドウ糖と果糖）とクエン酸、リンゴ酸などの有

機酸が含まれているので、食前に食べると胃液の分泌を増し、食欲を増進させます。また、果実の中では最も多くビタミンCを含み、鉄も多く含まれているので、貧血を改善する効果があり、皮膚を美しくして血色のよい顔色を作ります。

食物繊維の一つであるペクチンの含有量も多いのですが、ペクチンは血液中のコレステロールを下げ、善玉コレステロールを増加させて動脈硬化(脳血栓、心筋梗塞)、高血圧の予防・改善に役立ちます。また、メチルサリチル酸が含まれており、頭痛や神経痛の痛みを和らげる作用も期待できます。

その他、解熱、利尿、去痰の効能があるので、風邪や気管支炎にも有効です。また肝細胞の働きを活発化させる効能もあります。漢方でも、イチゴには浄血、強壮作用がある、とされています。

食べる以外には、歯ブラシにイチゴを載せて磨くと、歯の汚れ、黄ばみ、歯槽膿漏の予防になるとして、ヨーロッパでは、イチゴの季節によくイチゴで歯磨きが行われます。

《民間療法》

●滋養強壮剤……広口ビンにイチゴ一kg、氷砂糖一kg、ホワイトリカー一・八ℓを入れて漬け、三週間密封して放置するとイチゴ酒ができる。これを毎晩寝る前におちょこ一～二杯飲む。

●生理不順・子宮筋腫などの婦人病……イチゴの葉一〇gをコップ一杯の水で半量になるまで煎じて飲む。

# イチジク［無花果］

*Fig*

**効能**

降圧作用、痔・イボ・便秘の改善

アラビア南部原産のクワ科の植物。紀元前三〇〇〇年のシュメール王朝時代には、すでに栽培されていたほどで、人類が食べる最古の果実の一つ。『旧約聖書』に最初に登場する木はイチジクで、〈創世記〉の三章七節に「アダムとイブがイチジクの葉を綴りて前垂れをつくれり……」とあるのは有名。

「イチジク」の語源は、ペルシャ語の「アンジール」から漢語の「映日果」になり、日本に一六三〇年頃伝わった時「イチジク」になったという説と、「実は一日に一個熟す」から「一熟」になったとする説がありります。また、唐代の『酉陽雑俎《ゆうようざつそ》』に「花無くして実あり」と記述があるので大した花房ですから、イチジクは「無花無果」と言えそうです。食用部分は果実ではなく肥大した花房ですから、イチジクは「無花無果」と言えそうです。

糖分を大量に含み、ビタミンとしてはB$_1$・B$_2$・Cが、ミネラルはカルシウムが豊富に含まれます。その他、特徴的な成分として、クマリン類のベルガプテン、プソラレエンなどがあり、プソラレエンは降圧作用があることが確認されています（日本薬学会第九二年会、永井・磯村。一九七二）。

『本草綱目《ほんぞうこうもく》』には「胃を開き、下痢を止め、痔やのどの痛みを治す」とありますが、中国では五痔（五種類の痔＝切れ痔、脱肛、内痔核、外痔核、痔ろう）を治す「薬」として有名です。

イチジクには多くの酵素類が含まれ、消化促進作用が強力である上、食物繊維のペクチンがすぐれた整腸作用を発揮してくれます。胃腸の弱い人は、毎日四〜五個食べるとよいでしょう。

イチジクの葉や茎を切ると出てくる乳液は、ゴム質、ステリン類、タンパク質などが含まれ、病的組織、細胞を腐食・収斂する作用があり、イボ、魚の目、水虫などに、この乳液をすり込むと効く、とされています。

《民間療法》

●便秘・下痢……果実をよく噛んで、一日五～六個食べる。

●痔の腫れ、痛み……イチジクの葉を煎じた液で患部を洗う。

●痔・腰痛・神経痛……生の枝葉を湯舟に入れて、入浴する。

●手足の荒れ……実をガーゼでつぶしてしぼり、その汁を毎日患部にすり込む。

二日酔いに効果がある「神からの贈り物」 ◎旬＝秋

# カキ［柿］

*Kaki / Japanese Persimmon*

**効能**

高血圧予防、二日酔いの改善、滋養強壮（干し柿）

中国揚子江沿岸原産のカキノキ科の落葉高木。平安時代の『新撰姓氏録《しんせんしょうじろく》』に「柿本人麻呂の庭に柿の木があった」という記載があるので、カキの日本への伝来は相当に古いと考えてよいでしょう。平安時代は、干し柿用にカキの木が数多く栽培されていたとのこと。今日では、ヨーロッパや南アメリカでも、「ＫＡＫＩ」として青果店の店頭に並んでいます。学名「Diospyros Kaki」の「dios」は「神からの」、「pyros」は「贈り物」というギリシャ語です。

カキの実は昔から二日酔いによいと言われていますが、それは豊富に含まれるカリウムによる利尿作用の効果でしょう。果肉には他に、糖分、タンニン、ペクチン、ビタミンA・C（リンゴの約五〇〇倍）、種々の酵素が含まれ、栄養価の高い果物です。タンニンは、ビタミンPのように血管をしなやかに強くする効果があるので、カキは昔から、高血圧や脳卒中の予防・改善によい、とされてきたのでしょう。

しかし、生柿は「冷やす作用」が強いので、発熱や二日酔いにはよいのですが、食べすぎると腹痛や下痢が起こることがよくあります。そのため、リウマチ、神経痛など、冷えからくる陰性病には、カキは禁忌食です。ところが干し柿になると、太陽の熱をいっぱい含んでいるため、「冷やす作用」はなくなり、漢方でも「体力を補い、胃腸を丈夫にし、咳や痰を癒し、喀血を止め、二日酔いにも効く」というスグレものに変化するわけです。

葉（特に若葉）には、ビタミンC・K・B類が多く含まれていて、止血作用や血管強化作用があります。さらに降圧作用のあるケンフェロールー

3－グルコサイドやクエルセチン－3－グルコサイドを含むので、高血圧症の人は青汁の材料にするとよいでしょう。

《民間療法》

●しゃっくり……一〇個分のヘタを一合（一八〇cc）の水で半量になるまで煎じて飲む。

●咳や痰……干し柿を毎日二～三個食べる。表面の白い粉が粘膜を潤し、去痰・鎮咳作用がある。

●二日酔い……酒を飲む前に、あらかじめカキを一～二個食べておく。

●高血圧……柿の葉茶（カキの若葉で作ったお茶）を一日数回飲む。

中国原産、ニュージーランド育ちの「羊桃」　◎旬＝秋

# キーウィフルーツ

*Kiwi*

**効　能**

便秘の改善、肉の消化促進

中国中南部から南西部原産の、マタタビ科の落葉つる性小木。キーウィと聞くとニュージーランドを思い浮かべますが、原産地は中国。中国名を「羊桃」と言い、一九〇〇年頃ニュージーランド人が中国から種子を持ち帰り、改良を重ねて今のキーウィができました。日本へは、一九六四（昭和三十九）年に、「鬼またたび」「シナさるなし」といった名前で輸入されましたが、一般的ではありませんでした。

果実は茶色の短毛でおおわれていて、ちょうど、ニュージーランドに生息する「キーウィ」という鳥に形が似ているので、親しみを込めて同じ名が付けられたとのこと。生粋のニュージーランドっ子は「I am Kiwi.」と

表現するほどですから、「キーウィ」は、鳥も果実も国を象徴するものであることは確かです。

キーウィは多汁で、甘味と酸味もほどほどで爽やかな味がします。ビタミンCはキーウィ一個（約一四〇g）に一一四mgも含まれており、一個食べればビタミンCの一日必要量を十分に満たすほど。また、食物繊維のペクチンも多く含まれ、お通じをよくし、脂質異常症（高脂血症）や高血糖（糖尿病）の予防に役立ちます。また、造血に必要な銅も多く含まれています。

キーウィを口に入れる時、舌がチリッとすることがありますが、これはタンパク分解酵素のアクチニジンの作用です。そのため、食後、特に肉食をした後に食べると、胃もたれを防ぐことができます。肉中心の欧米食過剰で起こる種々のガン、痛風、糖尿病、心筋梗塞などで悩んでいる現代人にとって、キーウィは格好のデザートです。

またキーウィは、イチゴやイチジクと同様、果肉に種子を含んでいます。これは、健康に有益な果実ということを示しています。なぜなら、種子の中には、種々の栄養素が含まれているのはもちろん、「生命のエネルギー」が凝縮して蓄えられているからです。

《民間療法》

●シミ、ソバカス、美肌作りに……キーウィ、キャベツ、リンゴの生ジュースを毎日飲む。

キーウィ　一個（約一四〇g）↓一〇〇cc
キャベツ　五〇g　↓　三五cc
リンゴ　一個（約二五〇g）↓二〇〇cc
｝三三五cc（コップ二杯弱）

## 皮ごと食べられる「黄金色」の果実　◎旬＝冬〜春

# キンカン［金柑］

*Oval Kumquat*

**効　能**

風邪、血管強化

中国原産で、日本には江戸時代に渡来しました。果実は、文字通りの黄金色で一〇〜一二gの重さの小粒な柑橘です。独特の芳香があるのは、ご存知の通り。外皮はやや厚く、苦味や酸味もありますがいずれも穏やかで、甘味も備わっているので、皮ごと食べられる、というのが魅力です。皮にはビタミンCやP（ヘスペリジン）が果肉より多く含まれるので、常食すると血管を強くし、動脈硬化や高血圧、風邪の予防に有効です。

キンカンをハチミツや砂糖で煮て作る「甘露煮」は、風邪による咳、のどの痛みに有効である他、疲労回復、便秘にも効を奏します。一日二〜五個を目安に食べるとよいでしょう。

食欲が増進する「ブドウのように実る果実」　◎旬＝冬

# グレープフルーツ

*Grapefruit / Pomelo*

**効能**

食欲増進、血管病（動脈硬化・血栓症）の予防、ガン予防

西インド諸島原産のミカン科の常緑小高木。「pomelo」というのが本名ですが、実が枝先に固まってつき、「まるでブドウのように房になって実るフルーツ」という意味で、「grape（ブドウ）fruit（フルーツ）」という名が付いています。もともとは東洋産のブンタン（ザボン）が西インド諸島で突然変異を起こしてできたものが、一七五〇年頃、バルバドス島で発見され、十九世紀にアメリカのフロリダに持ち込まれ、現在のグレープフルーツになりました。

現在、フロリダとカリフォルニアで世界の生産量の八〇％を出荷しています。日本には一九一五（大正四）年、米国から伝えられましたが、湿気

と低温のために栽培に適さず、静岡県以外ではほとんど生産されていません。

グレープフルーツは香りがよく多汁で、苦味と酸味を帯びた爽やかな風味が特徴です。含有成分は他の柑橘類とほぼ同じですが、ビタミンCは約四〇mg（一〇〇g中）で、レモン、オレンジに次いで多い果実です。そのため常食すると、脳卒中などの脳血管障害や心臓病の予防になります。酸味のもとであるクエン酸は、だ液や胃液の分泌を促し、食欲増進や胃腸機能の増強に役立つので、アペタイザー（食欲増進剤）として食前に食べるのもよいでしょう。

グレープフルーツには白肉種（ホワイト）と赤肉種（ルビー）がありますが、ルビーのほうがβ-カロテン含量は多いので、体内の活性酸素を除去する力が強く、ガン予防には、より有益です。ツヤがあり、ズシリと重みがあるものほど新鮮なので、店頭で買う時のチェック・ポイントにされるとよいでしょう。
グレープフルーツは、ジュースや缶詰として用いられる他、ペクチン（食物繊維）が多いので、マーマレードにもよく利用されます。精油は、香料にも用いられています。

《民間療法》

●二日酔い・たばこの吸いすぎ……生ジュースをコップ一〜二杯飲む。ビタミンCがニコチンの解毒、肝機能を強化する。

●イライラ・不安・不眠……生ジュースコップ半分にハチミツを加え、お湯を注いで一杯にして飲む。

むくみ・高血圧を改善する「西から渡来した瓜」　◎旬＝夏

# スイカ［西瓜］

*Watermelon*

**効能**

口渇・むくみ・高血圧の改善、心臓病・腎臓病の予防

アフリカ・カラハリ砂漠原産の、ウリ科の植物。紀元前二〇〇〇年には、エジプトで栽培し、種子を食用にしていたとされています。中国人が西のほうから渡来した「瓜（ウリ）」という意味で名付け、「西瓜」となりました。

『大和本草』に「寛永年中（一六二四～四四年）に初めて異邦より来る」とあり、わが国への伝来は一六四〇年頃のようです。貝原益軒は『大和本草』で「残暑いまだ退かざる時に、このもの盛んに出ず。世人これを食ひて暑を消す。……塩淹《えんえん》（塩をかけて、の意）にして食す」と述べていますし、「人を益すること強し、麦門冬《ばくもんどう》（滋養強壮薬）に似る」と記してある

本草書もあることからしても、当時より、夏の暑気払いと夏バテ防止に食べられていたことがわかります。

その他、多くの本草書（食べ物の薬効を書いた書物）に「渇きを止め、暑を消し、酒を解し、能く小水を利す」と紹介されていますので、スイカは排尿を促すことにより、種々の症状に効くことがわかります。

スイカに含有される、尿を作る成分のシトリン（アミノ酸）やカリウムが、強力な利尿効果を発揮し、むくみ、高血圧、心臓病、腎臓病に奏効するわけです。

スイカは、漢方で言う体を冷やす陰性食品で、解熱作用があるので、発熱性の病気、特に利尿と解熱が必要な膀胱炎によく効きます。その他、スイカにはリコピン、カロテン、ビタミン$B_1$・$B_2$・Cなどのビタミン、少量のリンゴ酸やアルギニン（アミノ酸）が含まれています。九〇％以上は水分ですから、夏場の水分補給には、もってこいの果実です。

《民間療法》

●腎臓病・心臓病・高血圧・むくみ……スイカ糖

スイカ二〜三個の果肉をふきん、またはガーゼでしぼり、それを鍋に入れ、とろ火で汁にとろみがつき、どろどろになるまで五〜六時間煮つめる。これをお湯で割り、一日にコップ一〜二杯飲む。ふたつきの瓶に入れて、冷凍庫で長期保存可。

●尿路結石・腎臓結石……スイカ糖またはスイカの汁にお湯を加えて、温かいうちに一日コップ二〜三杯飲用する。

「プルーン」は鉄分補給に最適　◎旬＝夏

## スモモ［李］

*Japanese Plum*

**効　能**

貧血・便秘の予防・改善、疲労回復

バラ科。コーカサス南部原産の西洋スモモと、中国が原産のスモモとがあります。後者は日本に最も古く渡来した果実の一つと言われ、『古事記』『日本書紀』『万葉集』にも登場します。酸桃《すもも》の名の通り、熟さないと酸味が強く、熟すと甘くなります。大型の欧米種は、生をプラム、乾燥させたものをプルーンと習慣的に呼んでいるようです。

中国では、古くから健康を保つための重要な果実（五果）の一つとして大切にされてきました。漢方の最古の聖典である『黄帝内経』には、「肝を養う」とあり、『医林纂要《いりんさんよう》』にも「肝を養い、肝熱を治し、瘀血《おけつ》を除く」「肝臓の働きや血液の循環をよくして、肩こり、頭痛、めまい、耳鳴り、のぼせ、生理不順、生理痛など、瘀血（血行不順）の諸症状に効く」と書かれています。

酸味成分は、クエン酸、リンゴ酸、コハク酸などの有機酸で、糖分と同様に疲労回復に効果があります。また、鉄の含有量が果実の中ではズバ抜けており、貧血の予防・改善に最適。貧血の治療薬の鉄剤を服用して「胃もたれ」が生じる人は、プルーンを代用するとよいでしょう。特にドライプルーンは、鉄、ビタミンA、カルシウム、カリウムなどのビタミン、ミネラルが濃縮されて大量に含まれる、すぐれた健康食品です。食物繊維のペクチンが多く含まれていることも特徴で、「緩下剤」としてもすぐれています。

また、万病の一因と目されている活性酸素を除去するクロロゲン酸などの存在も確認されており、プルーンの健康効果がますます注目されています。その他、毛細血管を引き締める（収斂）作用のある物質も含まれるので、外傷や出血性の病気にも有効です。

《民間療法》

●二日酔い……スモモ二〜三個を生食する。クエン酸、リンゴ酸などの有機酸が、肝臓の働きを促進、また利尿も促して、二日酔いを解消。

●便秘……ドライプルーンの紅茶煮を毎日食べる。紅茶二杯にドライプルーン二〜四個を入れて柔らかくし、適量の砂糖を加えて弱火で煮立てた後、紅茶と一緒に食べる。

## のどの痛みを和らげる「百果の宗」　◎旬＝秋

# ナシ［梨］
*Sand Pear*

**効能**　のどの痛みの緩和、気管支炎・むくみの改善、疲労回復、食欲増進

バラ科。日本、中国、欧州原産。伊サレルノの医学校で使われた教科書には、「ナシを食べれば小便、リンゴを食べれば大便」とあります。中国の古書にも、「ナシは大小便を利し、熱を去り、渇を止め、痰を開き、酒毒を解す」とあり、「百果の宗」と呼ばれていました。

漢の武帝は庭園にナシを植えたと言います。中国の北方は乾燥していて咽頭炎や気管支炎などを患う者が多く、それを予防するためだったとのこと。ナシを含んだ漢方薬の「雪梨膏」は、咽喉頭炎や気管支炎を伴って声がれした時の特効薬。実際、のどが痛い時や風邪の時にナシを食べると痛みが和らぎ、痰も出やすくなるのをよく経験するものです。

『本草綱目《ほんぞうこうもく》』に「梨は利で、その性は冷利なり」とありますが、「ナシには、体を冷やす働きがあり、種々の発熱性疾患に対して、解熱を促してくれる」ことを言っているわけです。漢方の古書『神農本草経』にナシが「薬」として記載されている理由がよくわかります。

栄養素としては、果糖、リンゴ酸・クエン酸などの有機酸、ビタミン・ミネラル類、精油（リナロール）などが、微量ですがバランスよく含まれるので、夏バテする時期の食欲増進や疲労回復薬としての効能が期待できます。また、肉料理の消化を促進してくれる消化酵素が含まれているので、肉食の後のデザートにおすすめです。果実がザラザラとした感じがするのは、石細胞と呼ばれる繊維の塊のためであり、便秘に効果がありま す。

ちなみに、わが国の歌舞伎界のことを「梨園」と呼ぶのは、唐の玄宗皇帝がナシのたくさんある庭園で、役者に芝居を教えた、という故事からきていると言われています。

《民間療法》

●二日酔い……蓮梨汁（リェンリージュー＝中国の民間療法）レンコンとナシの同量をジューサーにかけてできたジュースをゆっくり、噛みながら飲む。

●発熱性の病気……ナシ一個を薄切りにし、それをコップ二杯の冷水に半日ほどつけて飲む。

●ひどい咳・痰……ナシ二個をジューサーでしぼり、ショウガのしぼり汁を一〇～二〇滴、ハチミツ少量を加えて、とろとろになるまで弱火で煮つめたものを飲む。

●声がれ……ナシ一個をジューサーでしぼり、そのジュースでうがいをする。

痰を分解してくれる「松ぼっくり」に似た果実　◎旬＝一年中

# パイナップル

*Pineapple*

**効能**

疲労回復、食欲増進、肉の消化促進、去痰

パイナップル科。ブラジル原産。「pine（松）」と「apple（リンゴ）」の合成語で、外見が「松ぼっくり」に似ているところから付けられた名前。一五〇二年、ポルトガル人がヨーロッパのセントヘレナ島へ持ち込んだのが始まりで、アフリカ、インドなど全世界の亜熱帯へ広がりました。

糖分（ショ糖）が約一〇％と多く、ビタミン$B_1$・$B_2$・Cを多く含むので、新陳代謝を促進し、疲労回復に役立ちます。クエン酸やマロン酸などの有機酸は胃液の分泌をよくし、食欲を増進してくれます。また、タンパク分解酵素のブロメリンは、肉を柔らかくして消化を助けるので、肉料理と組み合わせて食べるとよいでしょう。

さらに、ブロメリンは肺、気管支の痰を分解し、出しやすくするので、風邪や気管支炎の時に食べると効果的。西洋医学の去痰薬「キモタブ」は、パイナップルだけから作られています。

ただ、六〇℃以上の熱が加わると酵素の作用がなくなるので、缶詰のパイナップルには「薬効」はありません。

高カロリーで消化もいい「人類最古の食物」の一つ　◎旬＝一年中

# バナナ

*Banana*

**効　能**

高血圧の改善、老人・病人の栄養補給、免疫力強化

バショウ科、マレーシア原産。人類最古の食物の一つ。学名の「Musa Paradisiaca（楽園の実）」は、エデンの園でヘビがイブを誘惑した時、バナナの陰に隠れていたという伝説からきています。バナナというのは、アフリカのコンゴ地方の呼び名。

炭水化物の量は三〇％近くあり、熟するにつれて果糖、ブドウ糖、ショ糖が増えて甘くなります。また、二本でご飯一杯分のカロリーがあり消化もよいので、病人や小児の栄養食品として適しています。

$B_1$・$B_2$・Cなどのビタミン、カルシウム・カリウムなどのミネラルもバランスよく含まれ、特に塩分と水分を排泄して血圧を下げるカリウムが大

量に含まれています。そのために体を冷やす作用もあるので、冷え性や貧血の人の多食は慎むべきでしょう。食物繊維も多く、便秘の人は一日一〜二本食べるとよいでしょう。

近年バナナの中のファイトケミカルが血液中の白血球を増やし、免疫力を上げることがわかってきました。

肉の消化を助けてくれる「木瓜」　◎旬＝夏

# パパイア
*Papaya*

**効能**
ガン予防、肉の消化促進

パパイア科、熱帯アメリカ原産。沖縄では青パパイアの味噌漬けやぬか漬けがあり、「瓜」と同じように使われるので「木瓜」とも言われます。果実には特有の臭みがあります。

パパイアの栄養上の特徴はビタミンA（カロテン）とCが大量に含まれていることと、タンパク分解酵素のパパインや、抗ガン効果のあるカルパインが含まれていることです。

米国科学アカデミーが一九八二年に、A・C・Eはガン予防ビタミンと発表しましたが、カルパインも加わり、パパイアはガン予防効果の高いフルーツと言えるでしょう。ただし、熟するほどパパインの含有量は減るので要注意。

パパイア果汁に肉を二〜三時間つけると、肉が軟化します。肉食好きの人のデザートにパパイアは最適です。フィリピンではイボや魚の目をとるのにパパイアの乳液を使い、ニキビやソバカスにも効果があるとして化粧品にも使われますが、パパインの作用と無関係ではないでしょう。

## 実より葉に薬効がある「ビワの葉療法」　◎旬＝夏

# ビワ［枇杷］

*Loquat*

**効能**

のどの渇きの改善、あせも・吹出物の改善

バラ科。中国原産。実はカロテンが多く、葉には、サポニン、タンニン、ビタミン$B_1$が含まれているため、煎汁は健胃・整腸、去痰、暑気払いの目的で重用されてきました。種子は「枇杷仁」と呼ばれ、アミグダリンを含み、鎮咳や抗ガン作用があります（最近は抗ガン作用については否定的な説もあります）。葉にもアミグダリンがあるため、「ビワの葉温灸」がガンに有効なのでしょう。

《民間療法》

●口渇……二〜三個、熟した生の実を食べる。

●あせも・吹出物……乾燥したビワ葉三〇gを布袋に入れて湯舟に入れて水から沸かし、入浴する。

●強壮・強精……ビワの実一kgと氷砂糖二〇〇gを広口ビンに入れ、ホワイトリカー一・八ℓを加えて、六カ月冷暗所に保存。毎日三〇〜五〇cc飲用する。

生活習慣病に効果がある「ブドウ療法」　◎旬＝夏〜秋

# ブドウ［葡萄］

*Grape*

**効能**

疲労回復、ガン予防、利尿（むくみに）

ブドウ科、コーカサス原産。ブドウは紀元前三〇〇〇年のエジプト時代から栽培されていました。日本へは十二世紀に伝えられ、平安時代には栽培が行われていたと言います。

ブドウの主成分はブドウ糖と果糖で、特にブドウ糖は医療用に使われ、注射（点滴）されるとすぐエネルギーに変わり、元気が出ます。そのため、ブドウの薬効は「疲労回復」が主です。また、鉄、カリウム、カルシウム、マグネシウム、ヨウ素、ホウ素、臭素などのミネラル、$B_1$・$B_2$・$B_3$・C・Eなどのビタミンも多く含まれる、まさに「栄養剤」として面目躍如のフルーツです。

クエン酸、リンゴ酸、酒石酸などの有機酸は胃液の分泌を促し、アペタイザー（食欲増進剤）としても役立ちます。近年発見された、皮に含まれるレスベラトロールは、活性酸素を除去し、心臓病やガンをはじめ、種々の病気の予防に有効であることがわかりました。イギリスでは、熟した実の汁はマスト（must）と呼ばれ、疲労回復、不眠症、利尿（むくみ）の妙薬として、民間で広く用いられてきました。

オーストリア、北イタリア、ドイツなどの保養地や自然療法病院では、ブドウの収穫期に四〜六週間くらいブドウだけを食べて過ごす「ブドウ療法」が行われます。ブドウ療法は、肥満、高血圧、心臓病、痛風、呼吸器病（気管支炎、喘息）、腎臓の病気、貧血などに卓効があると言われています。要するに、高タンパク・高脂肪食をしばらく断ち、生活習慣病を治すという方法なのでしょう。

《民間療法》

●**疲労**……ブドウ二五〇gをジューサーでしぼり、コップ一杯のブドウジュースをゆっくり飲む。

●**貧血**……干しブドウを毎日一〇粒くらい食べる。

●**食欲不振・病中・病後の回復**……ブドウ、ニンジン、レモンの生ジュースにハチミツを加えて、噛むようにして飲む。

| | | | |
|---|---|---|---|
| ブドウ | 一〇〇g | ↓八〇cc | 一七五cc（コップ一杯） |
| ニンジン | 半本（約一〇〇g） | ↓六〇cc | |
| レモン | 半個（約五〇g） | ↓三五cc | |

眼精疲労を回復させる「アントシアニン」　◎旬＝秋

# ブルーベリー

*Blueberry*

**効　能**
眼精疲労の回復、老眼・白内障・ガン予防

ツツジ科スノキ属の低木。ネイティブ・アメリカンが食用にしていたものを改良し、二十世紀の初めに米国北東部で栽培。日本へは一九五一年に導入され、七五年から本格的に栽培開始。特有の甘酸っぱさが好まれ、パイ、ジャム、ジュース、缶詰などに幅広く利用されています。第二次大戦中、ブルーベリージャムを多食していた英空軍パイロットの視力が向上したことから「効能」の研究が始められ、今では、医薬品としても使われています。

ポリフェノールの一種である「アントシアニン」が網膜の視覚にかかわるロドプシンの再合成を促したり、網膜の血流をよくして、眼精疲労、老眼、白内障、視力低下など、眼のトラブルの予防・改善に役立ちます。アントシアニンには、強力な抗酸化作用があるので、活性酸素を除去し、ガン、心筋梗塞、脳卒中、炎症性疾患、老化などの予防もします。乾燥させたブルーベリーを一日二〇～三〇粒、毎日食べ続けるとよいでしょう。

# ミカン［蜜柑］

*Mandarin*

袋ごと食べると健康効果が増す「冬の果物の定番」　◎旬＝秋〜冬

**効　能**

風邪・ガン予防、血管強化

ミカン科、アジア南部原産。一口にミカンと言っても、温州《うんしゅう》ミカン、夏ミカン、ハッサク、ダイダイ、ユズ、イヨカン、サンフルーツ、ポンカン、セミノール、レモンなどがあります。

昔は「橘」や「柑」と呼ばれ、日本へは六世紀に伝わってきました。「蜜柑」という名は室町時代の頃、品種改良により甘いミカンが現れてから名付けられました。

果実には、ビタミンA・C（特に多く、二個食べると一日の所要量を摂取）・E、カリウム、カルシウム、リンなどのミネラルが多く含まれ、さらにクエン酸や芳香性精油があるので、胃液の分泌を促し、アペタイザー

（食欲増進剤）的効能があります。また、ビタミンPも含まれるため、Cと協同して、血管の老化や出血を予防します。

また、近年、ミカンのオレンジ色の色素を醸し出しているβ－クリプトキサンチンに強力な発ガン抑制効果があることが解明されました。便秘を改善し、血中コレステロール低下作用を有する食物繊維のペクチンは、ミカンの袋に多く含まれているため、袋ごと食べると健康効果が高まります。

ミカンは南方産で、果汁を多く含みカリウムが多いので、体を冷やす作用があります。そのため、発熱した時の口渇および水分補給に大変有効ですが、冷え性の人が食べすぎると冷えに拍車をかけるので、要注意です。

《民間療法》

●風邪・流感……ミカンを丸ごと焼き網に載せて、黒くなるまで弱火で焼き、熱い果汁をそのまましぼって飲むか、ショウガ汁を一〇〜二〇滴加えて飲む。

●ひび・しもやけ……果汁をつけてマッサージする。

●咳や胃の不調……ミカンの果皮をお湯で洗って、細かく刻んでザルに広げ、約一週間乾燥させたものが、陳皮《ちんぴ》（陳旧＝古いほどよいので、この名）。陳皮五gとショウガ五gと水コップ三杯（＝五〇〇cc）を鍋に入れ、半量まで煎じたものにハチミツを入れて飲む。

●冷え性・神経痛・リウマチ……ミカンの皮五個分を布袋に入れ、湯舟に入れて風呂を沸かし、入浴。温まって痛みに効く。

むくみに効果がある「お見舞いの定番」　◎旬＝夏

# メロン

*Melon*

**効能**

むくみの改善、高血圧・腎臓病の予防、解熱、暑気払い

ウリ科、インド原産。すでに有史以前にエジプト、ギリシャで栽培されており、日本にも弥生時代には伝わっていたようです。摘みとってから追熟させなければならないのは、細胞の中に不溶性のプロトペクチンがあり、これを分解させて可溶性のペクチニン酸やペクチン酸にして果肉を柔らかくするためです。

メロンはスイカ（ウリ科）と同様、利尿作用があり、むくみ、高血圧、腎臓病に有効ですが、原産地が南方（インド）なので、体を冷やす作用があり、冷え性の人の多食は要注意。ただし、その性質は発熱や、それによる口渇に効くということでもあります。

ショ糖、ブドウ糖、果糖などの糖質が主成分で、その上にビタミン$B_1$・$B_2$・C、$\beta$-カロテン、カリウムが含まれているので、暑気払いや夏バテの回復には有益です。なお、露地もの（プリンスメロンなど）はビタミンCやカロテンを多く含み、温室もの（マスクメロン）はタンパク質やビタミンB類が多いようです。

栄養補給に最適の「長寿の果物」　◎旬＝夏

# モモ［桃］

*Peach*

**効能**

寝汗（バセドウ病）の改善、栄養補給、あせも・湿疹の改善

バラ科、中国原産。モモは生命力が強いことから邪気を祓《はら》う力があるとされ、中国では昔から「長寿の果物」とされてきました。

果肉中にはタンパク質、脂質、糖質、各種ミネラルやビタミン類、クエン酸やリンゴ酸などの有機酸がバランスよく含まれ、栄養満点の果物です。便秘解消や、血液中のコレステロール低下に役立つペクチンも豊富に含まれています。

また、寝汗を止めることが経験的に知られており、バセドウ病をはじめ多汗症（暑がり）の人には格好の果物。

種子は漢方では「桃仁《とうにん》」と呼ばれ、駆瘀血《くおけつ》作用（血液の循環をよくす

る）があり、女性の生理不順、肩こり、頭痛に効く漢方薬「桂枝茯苓《けいしぶくりょう》丸《がん》」の主成分。開花直前のつぼみは「白桃花」と言い、含有成分のケンフエロールが利尿を促し、むくみに効くので、一日三～五ｇを煎じて飲むとよいでしょう。生の葉五〇〇ｇを湯舟に入れて入浴すると、あせもや湿疹に有効です。

高血圧・ガンの予防になる「禁断の実」　◎旬＝秋～春

# リンゴ［林檎］

*Apple*

**効能**

高血圧・ガンの予防・改善、便秘・気管支炎の改善、コレステロール低下

バラ科、コーカサス原産。古い時代に中国から「林檎」として伝えられたものは、味がまずく、あまり利用されず、明治初年、アメリカから導入された紅玉、スターキングなどが、一般に普及したわけです。

ギリシャの伝説には「人を永遠の世界に導き、永遠の生命と幸福を与えてくれる果実」として登場しますし、「アダムとイブ」の「禁断の実」がリンゴであることはあまりに有名です。アラビア民謡にも「万病の薬」として登場し、北欧神話にも、神々が「永遠の青春のリンゴ」を食べて不老長寿を保った、という逸話があります。

イギリスには、「An apple a day keeps the doctor away.」（一日一個のリ

ンゴは医者を遠ざける）ということわざがありますが、実際、リンゴにはビタミン（A・B群・C）、同化されやすい糖類、酵素、有機酸（リンゴ酸、クエン酸、酒石酸）、種々のミネラルがバランスよく含まれています。便通をよくし、血中コレステロールを下げる食物繊維のペクチン、腸内の善玉菌を増やすオリゴ糖、活性酸素を除去するポリフェノールなども含まれており、ガンや炎症、アレルギーなど、種々の病気の予防や改善に役立つわけです。

「リンゴを毎日食べる産地の人々には高血圧がかなり少ない」「リンゴの抽出成分により、人間の肝臓ガン細胞の増殖が抑制された」などという疫学調査や研究報告も、こうした成分の効能を裏づけるものです。

また、リンゴ酸には、体内の炎症を癒す作用があるので、気管支炎、肝炎、膀胱炎などの炎症疾患の治癒を早めてくれます。

漢方でも、リンゴは「補心益気、生津止渇、健胃和脾」、つまり「元気をつけ、だ液を出して渇きを止め、胃腸の働きをよくする」作用があるとしています。

私が一九七九年、勉強に行ったスイスのベンナー病院は、全世界から集まってくる難病・奇病患者を自然療法で治すことで有名な病院でしたが、この病院のメイン・セラピー（主療法）は、ニンジン二本、リンゴ一個で作るジュースを毎日飲ませることでした。

先進国の自然療法病院では例外なく、このニンジン・リンゴジュースを治療の一助として用いています。皆さんもぜひ、このジュースを愛飲してみてください。

《民間療法》

●下痢……リンゴ一個を皮ごとすりおろして食べる。

●高血圧・便秘……皮をよく洗い、皮ごと毎日一～二個以上食べる。

●肥満・さまざまな生活習慣病……ニンジン・リンゴジュースを朝食代わりに飲む、という「朝だけジュースダイエット」をする。

ニンジン　二本（約四〇〇g）→二四〇cc ｝四四〇cc（コップ二杯半）
リンゴ　一個（約二五〇g）→二〇〇cc ｝

## 疲労回復に最適の「青春の味」　◎旬＝冬

# レモン［檸檬］
*Lemon*

**効能**
疲労回復、美肌効果、血管病の予防、むくみ・二日酔いの改善

ミカン科。インドからヒマラヤ西部の原産。日本に伝えられたのは十九世紀後半。レモンの酸味は一〇〇g中五〇mgも含まれるビタミンCとクエン酸によるもの。そのため、疲労回復、二日酔い、風邪の予防、美肌作りに役立ちます。

含有成分のビタミンP（エリオチトリン）はビタミンCと協同して、高血圧、動脈硬化、出血、紫斑病、凍傷などの血管性病変の予防・改善に有効。また、体内の水分の貯溜や排泄のバランスをとる作用があり、口渇やむくみに奏効します。

《自然療法》

●風邪・二日酔い・ストレス……レモン一個をしぼってグラスに入れ、ハチミツを適量加えて、熱湯を注いで飲む。

●冷え性・肌荒れ……レモン一個を薄く輪切りにして、湯舟に入れて入浴する。

●スポーツや肉体労働の疲れ……レモン一個を丸ごとかじる。含有成分のクエン酸が疲労物質の乳酸を分解して疲労回復を促進する。

●魚を手指で扱った後の臭みを消す……輪切りのレモンで手指をこする。

# 第4章

# 薬になる魚介類

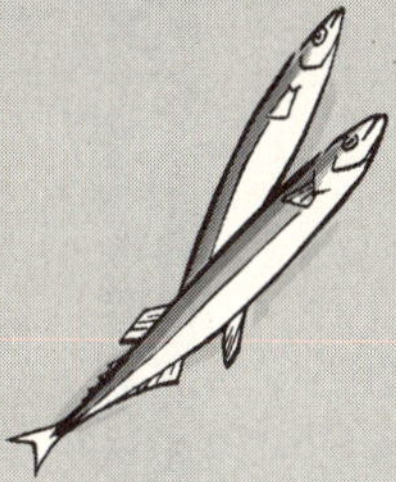

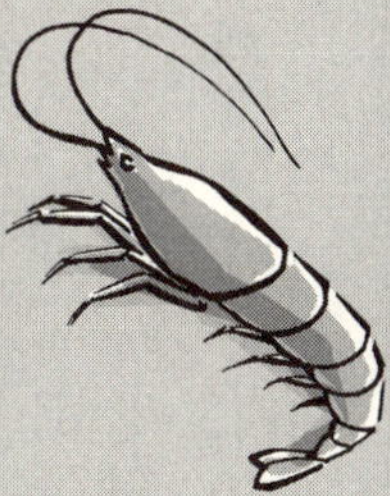

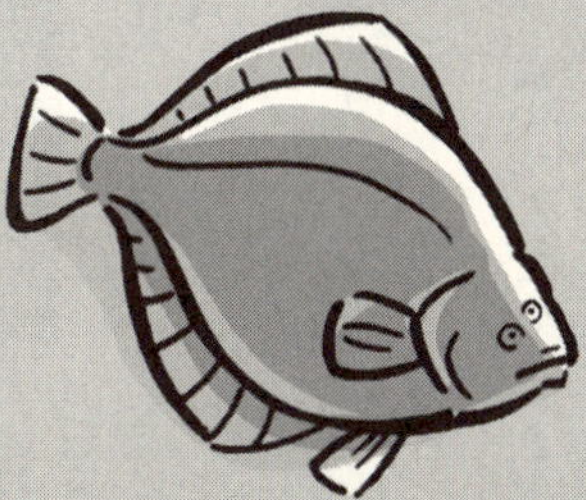

肝臓を強くする「日本古来の栄養食」　◎旬＝秋・春

# アサリ［浅蜊］

*Short-necked Clam*

**効能**

強肝作用、貧血改善、強壮・強精、骨粗しょう症の予防

真弁鰓目《しんべんさいもく》の二枚貝。貝塚から殻が出土しており、太古からの日本人の栄養食だったことがわかります。

「漁りとる貝」がアサリの語源。潮干狩りと言えばアサリで、河口が近くにある塩分濃度の低い砂泥質の海で捕れますが、今では海岸・河川の汚染で少なくなり、稚貝を採集して生育に適した海底にまきつけて養殖することが多くなりました。

シーズンは年二回で四、五月と十、十一月。六〜九月の産卵期は、「食中毒を起こしやすく食べないほうがよい」とされています。

アサリだけでなく貝殻は一般にコハク酸を多く含むので、味噌汁やスー

プの具にすると大変旨く、アサリは特にグリコーゲンも多く含むので、香ばしく、甘味さえ感じます。また、低脂肪、低カロリーなので、肥満や生活習慣病を持つ人の格好のタンパク源。その上、強肝作用のタウリンやビタミン$B_2$、造血作用のビタミン$B_{12}$や鉄、強精作用の亜鉛、骨粗しょう症予防のカルシウムなど、種々の栄養素を含む擾秀な保健食品です。

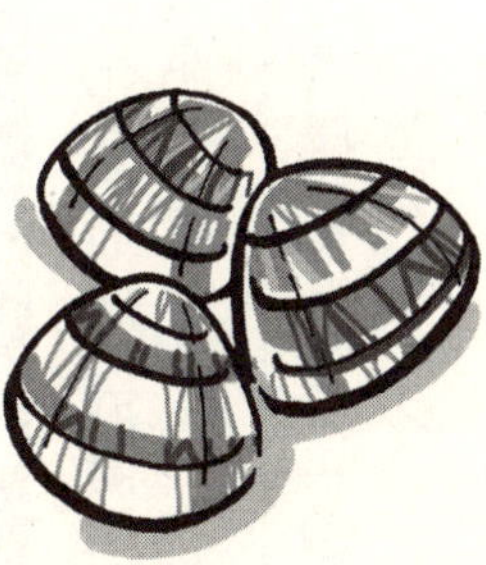

## 動脈硬化予防に「タタキ」はいかが　◎旬＝晩春〜晩秋

**効能**

動脈硬化・高血圧・肝臓病・ボケの予防

# アジ［鯵］

*Horse Mackerel*

アジ科。アジは北海道を除くほとんどの地域の海岸から五〇〜一〇〇mくらいの岩礁や海藻の繁茂するあたりに棲んでいます。マアジ、シマアジ、ムロアジが代表的ですが、日本近海では約二〇種のアジが水揚げされます。

アジにはアラニン、グリシン、グルタミン酸、イノシン酸などのアミノ酸が豊富に含まれており、同じく豊富に含まれるEPA、DHAなどの不飽和脂肪酸と適度に混じり合い、あの独特の味が生まれるわけです。「アジの味、鴨のごとし」「アジは味なり」「アジは味に通ず」など「おいしい魚」にアジの語源があるとする説と、アジは光に集まる性質が強いので、魚のよく集まる所を意味する「アジロ＝網代」からきているという説があります。

アジはＥＰＡの他、含硫アミノ酸のタウリンを多く含んでいるので、血液をサラサラにし、動脈硬化、そこからくる高血圧、脳血栓、心筋梗塞、視力低下や肝臓病の予防・治療に有効な魚と言えます。

◎旬＝春～夏

夏バテ予防に効果的な「海ウナギ」

# アナゴ［穴子］

*Conger Eel*

**効　能**

夏バテ防止、視力低下予防、肌荒れの改善

アナゴ科。アナゴはウナギに似て腹ビレがなく、背ビレ、尾ビレ、尻ビレが一続きになっているので、「海ウナギ」の別称があります。体表はウナギ同様ヌルヌルしていますが、その成分はムチンというタンパク質で、外敵から身を守る働きがあり、食べると強壮効果を発揮します。ウナギとアナゴの鑑別ポイントはアゴで、ウナギは下アゴが上アゴより長く、アナゴは上アゴが長くなっています。

ビタミンAの含有量が非常に多く、またEも含まれているため、夏バテ予防、眼球乾燥症や視力低下、肌荒れに効果的です。アナゴはハモやウナギと同様、血液中に弱いタンパク毒素を持っているので、刺身での生食はできませんが、加熱によって毒素は分解されます。特に焼くと味がよくなるので、寿司種にされる他、天ぷらやかば焼きにもよく使われます。旬が春から夏で、食通に言わせると、「魚体の前半分のほうが後ろ半分より旨い」とのことです。

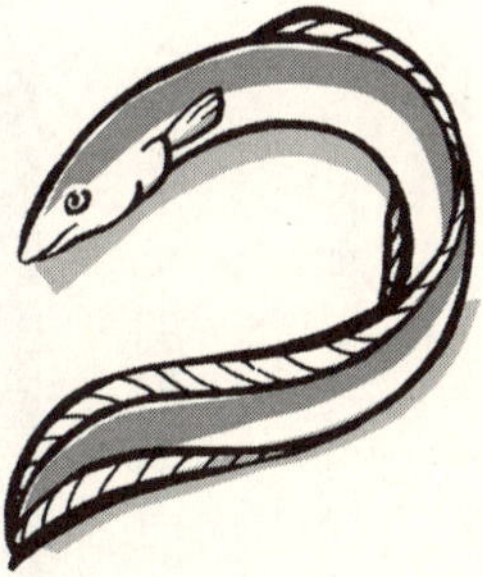

## 下痢の特効薬にもなる「香魚」

◎旬＝盛夏

# アユ［鮎］

*Sweetfish*

**効能**

強壮・強精、下痢の改善

アユ科のアユは一科一属一種という珍しい魚で、日本以外では朝鮮半島、台湾、中国の一部にも多少分布しています。

アユには「年魚《ねんぎょ》」（一年で生命が果てる魚）という別名があります。『和《わ》名抄《みょうしょう》』にも、「春生じ、夏長じ、秋衰え、冬死す。故に年魚と名付く」とあり、一年でパーッと散るアユの「滅びの美学」は、日本人がアユを好む一因でもあるようです。アユが他に「香魚《こうぎょ》」とも言われるのは、石についたケイ藻やラン藻を主食とし、藻の香りが魚体に染みついているためで、英語でも「Sweetfish」と呼ばれます。

アユ一〇〇g中にタンパク質約一八g、脂質六gが含まれ、ミネラルはカルシウムや亜鉛、マグネシウムが多く含まれるので、強壮・強精作用が期待できます。一般的には、塩焼きにして、タデ酢（蓼《たで》の葉を刻んで二杯酢に混ぜたもの）で食べると美味です。また、アユの腸を取り出し、塩をたくさん混ぜて「ウルカ」にし、お湯を入れて飲むと下痢の特効薬になります。

# アワビ［鮑］

*Abalone*

**効能**

強壮・強精、骨粗しょう症・貧血の予防、乳汁分泌促進、肺結核の改善

腹足綱原始腹足目の貝。カキやハマグリを食べるフランス人でさえアワビは食べませんが、それは身が硬いためでしょう。しかし、最近では米国西海岸のシーフード・レストランで、ステーキとして食べられています。中国では干したアワビを煮込んで柔らかくして食べますが、日本人としてはアワビの生のコリッとした食感を楽しみたいもの。

タンパク質に富み、グルタミン酸、ロイシン、アルギニン酸などのアミノ酸が多く含まれるので、あの独特の旨味があります。また、ビタミン$B_1$・$B_2$や、カルシウム・鉄などのミネラルを多く含み、アルギニンも豊富なので、強壮・強精効果があります。殻は眼病によいとされています。

昔から、産後、お七夜までにアワビを食べると乳の出がよくなると言われ、また肺結核にもよいと重宝がられました。アワビは「貝の王様」で、刺身、寿司種、干しアワビ、粕漬けにされます。硬いわりには胃腸での消化は容易なので、心配ご無用。

「関東の冬」を代表する味覚　◎旬＝冬

# アンコウ［鮟鱇］

*Angler fish*

**効能**

冬の活力源、酒の肴

アンコウ科。「鮟鱇」の語源は、「エサを捕るのに他の魚と争うことなく、安康な生き方をしている」という意味で、事実、海底にジーッとして、口を開けて獲物を待っている魚です。そのため、怠け者のことを「アンコウのまち食い」と言います。

調理する時は体を七つの部分──①キモ（肝臓＝アンキモ、海のフォアグラと呼ばれ、酒の肴として最高）、②カワ（皮）、③ヌノ（卵巣）、④ヤナギ（身肉、ほお肉）、⑤トモ（尾ヒレ）、⑥エラ、⑦水袋（胃）に切り売りされるので、「娼婦」の別名があります。

「西のフグ、東のアンコウ」と言われるほどの旨さで、関東では冬を代表する味覚の一つ。仏マルセイユの名物料理・ブイヤベースにも欠かせません。

「アンコ型」は肥満の力士、「鮟鱇が酒粕に酔ったよう」は酔っ払って醜くなった顔、「鮟鱇武者」は臆病なのに強がりを言う武士のことを言います。

言葉としては、あまりよいイメージで使われないものの、アンコウ料理は体を温め、栄養をつける冬の活力源です。

スルメの「白い粉」が心臓・肝臓を強くする◎旬＝春～初夏（スルメイカ）

# イカ［烏賊］

*Squid*

**効能**

美容・ダイエット、強肝・強心作用、胆石溶解、血栓症・ガンの予防

頭足綱十腕目。アオリイカ、ヤリイカ、コウイカ、スルメイカなど種類が多く、浅海から深海まで幅広く分布しています。イカはタコと共に欧米人には嫌がられますが、日本人は昔からの好物で消費量は世界一です。

敵に追いかけられると墨を吐いて逃げるので、「墨魚」とも書きますが、「烏賊《いか》」と記載されるほうが一般的です。これは「イカが海面で泳いでいる様子をカラスが見つけて、死んでいると思ってこれを食べようと飛んできたところを、逆にイカはカラスを足で捕まえて海中に引きずり込んで食べてしまった」という故事からきているようです。

イカはカロリーが低く、タンパク質の含有量も一〇〇g中に一五～一六

gと一般の魚よりやや少なめですが、アミノ酸の組み合わせはタコと同様、大変優秀で、消化吸収も良好です。造血に不可欠の銅、強壮作用のある亜鉛などのミネラル、血行促進、老化予防のビタミンEが多く含まれるので、美容・健康食としても、肥満、高血圧、糖尿病など生活習慣病を持つ人の栄養・保健食としても最適です。

イカやタコはコレステロールが多いとされてきたのは誤りで、むしろアミノ酸の一種であるタウリンが多く含まれており、血液中のコレステロール低下作用など、種々の有益な作用があることがわかっています。タウリンは体重六〇kgの人の場合、体内に約二〇g含まれています。特に、心筋、横隔膜、脾臓、骨髄、肺、脳、肝臓、腎臓に多く分布しており、①血液中のコレステロール低下、②肝臓での解毒作用の促進、③胆石の生成阻止、④強心作用・抗不整脈作用、⑤筋肉疲労の回復促進、⑥アルコール中毒の抑制、⑦神経の興奮の抑制など、多岐にわたって体内で重要な働きをしています。イカ一〇〇g中には約三五〇㎎のタウリンが含まれ、特にスルメの白い粉はタウリンそのものです。ですからスルメを食べる時は、この白い粉をはたいて捨てないように！

また、イカ墨には、防腐作用や抗ガン作用があるムコ多糖類が含まれているので、イカ墨スパゲティなどは健康食としてもおすすめです。また、イカ墨を火であぶって粉末にしたものは狭心症の妙薬として、民間療法では昔から重宝されています。

ちなみに、「烏賊とも蛸とも知れぬ」とは、「どちらともはっきりしない」ことのたとえです。

血栓症を予防する「海のニンジン」　◎旬＝初夏

# イワシ［鰯］

*Sardine*

**効能**

血栓症（脳梗塞・心筋梗塞）予防、健脳、骨粗しょう症・老化予防

遠洋漁業に依存しているわが国で、イワシは、近海の漁獲量で間に合っている数少ない魚の一つです。水揚げされるとすぐ死に、酸敗や油焼けを起こしやすく、風味もすぐになくなるため、漢字で「鰯」と書くのも納得できます。食用となるのは、マイワシ、カタクチイワシ、ウルメイワシ、キビナゴなどで、メザシやシラス干し、たたみイワシなどの加工品にもされる重宝な魚です。

古くから食べられていた魚で、かの紫式部（九七八～一〇一四年頃）も大好物であったと言われ、夫から「宮中に仕える身なので、あまり食べると魚臭くなる」とたしなめられた式部は、「イワシ」と「石清水八幡宮」

をかけた和歌で、

「日の本に　はやらせ給ふ　石清水　まいらぬ人は　あらじとぞ思ふ」

と、お返ししたと言います。

「イワシで精進おち」とか「イワシの頭も信心から」など、昔からイワシはとるに足らないものとして扱われ、大変安価でした。

ただし、イワシには、血栓を防ぐEPAや脳の働きを高めるDHAなどの不飽和脂肪酸の他に、カルシウムが一〇〇g中に七〇㎎と多く、カルシウムの吸収を二〇倍もよくするビタミンDも豊富に含まれているので、骨粗しょう症の予防や精神の安定効果は抜群です。また、老化予防成分のレチノールや核酸、脳神経の働きを高めるナイアシン、アドレナリンの原料になるチロシンなども含まれるので、健康増進および病気や老化予防効果の極めて高い魚と言えます。

江戸時代の『本朝食鑑《ほんちょうしょっかん》』には「(イワシは)老を養って虚弱体質を治

し、ヒトを健康にして長生きさせる」とあり、現代医学や栄養学から見ても、極めて正鵠《せいこく》を射た説明であることがわかります。

他にも、ビタミンA・$B_2$・$B_6$・D・Eなどや鉄分、アミノ酸バランスのよいタンパク質をも存分に含んでいる、まさに栄養素の宝庫と言うべき魚です。こうしたことから、イワシは「海のニンジン」とも言われています。

「イワシ一〇〇〇回、タイの味」とは、イワシも何回か清水で洗えば、臭みがとれてタイと同じように旨くなる、という意味ですが、イワシは高級魚のタイよりもずっと健康食品なのです。

夏のビタミンA補給に欠かせない「土用の丑の定番」　◎旬＝夏

## ウナギ［鰻］

*Eel*

**効能**　夏バテ・視力低下予防、美肌効果、血栓予防

ウナギ科。ウナギは深海で産卵し、かえった稚魚は何千㎞もの海を渡って春に日本の河川へ戻ってきます（遡河《そか》という）が、北日本や日本海側の河への遡河はごくわずかで、大部分は太平洋側の川へ戻ってきます。ウナギの腹からは、なかなか卵が見つからないので、沿岸に近づいた稚魚（シラスウナギ）を捕まえて養殖しています。

ウナギの「ウナ」は「ヌラリ、クラリしている様子」を表し、「ギ」は「魚」を意味する接尾語。ウナギの体表がヌルヌルして捕まえにくいのは、ムコプロテインというタンパク質のためで、ウロコのない皮膚を保護する役目をしています。このムコプロテインは、胃腸の粘膜を保護し、消

化・吸収を助けてくれます。

ところで、日本人は夏期にビタミンAが不足するような食生活をしているため、七月の土用の丑の日にウナギを食べる習慣ができたのでしょう。内臓、皮膚、目、粘膜などを強化し、免疫力を旺盛にしてくれるビタミンAやレチノールは、イワシの一〇〇倍、牛肉の二〇〇倍も含んでいる上に、若返りのビタミンE、疲労回復に欠かせないビタミン$B_1$、美肌作りに必要なコラーゲンや血液をサラサラにして血栓（心筋梗塞や脳血栓）を防ぐEPA、脳の働きを高めるDHAなども、ウナギには豊富に含まれています。

ウナギが夏バテに有効なことは、すでに奈良時代から知られており、『万葉集』の中にも、大伴家持（？～七八五年）が「石麻呂に われ物申す 夏やせに よしといふものぞ 武奈伎（ウナギの意）とりめせ」と詠んでいます。

日本以外では、北欧でよくウナギは食べられており、世界で初めてウナギを食べたのは、スカンジナビア半島の人とされています。またドイツのハンブルクには名物の「アールズッペ（ウナギのスープ）」があるし、イギリスでは、煮込んだぶつ切りウナギを冷やしてゼリー状にした「ジェリード・イール」が有名です。南欧のイタリアでも煮込んだウナギを食べるし、スペインではシラスウナギをから揚げにして食べる習慣があります。

ウナギのキモ（肝臓や内臓）には、ビタミンAがウナギの肉の部分の三倍も含まれているので、さらにすぐれた栄養素となります。なお、「ウナギと梅干しは食い合わせが悪い」と言われるのは、ウナギの脂が梅干しの酸で固まるためでしょう。

冷え性に効果がある「海の栗」　◎旬＝夏

# ウニ［雲丹］

*Sea Urchin*

**効能**

保温（冷え性）、視力低下予防、健脳、強壮・強精

ウニは世界中の浅い海に棲んでいる棘皮《きょくひ》動物で、「海胆」や「海栗」とも書くのは、身（実は生殖腺）がいかにも胆という感じで、外観は栗のイガそのものだからでしょう。

身はタンパク質一六g（一〇〇g中）の他、ウニ特有の味を出しているメチオニン、甘味を醸し出すグリシンやアラニン、苦味のもとのバリンなどのアミノ酸も豊富です。脳や神経の働きに重要なビタミン$B_1$・$B_2$、リン脂質やグルタミン酸も多く含まれるので、健脳効果がある他、抵抗力を増し、皮膚・粘膜を強化し、眼の働きをよくするビタミンAの含有量は特筆に値します。

ウニの身の赤褐色は、エキノネノン、エキノクロームAという色素で、保温効果の原動力となっており、海女が冷たい海中に平気で潜れるのもウニの常食と関係しているようです。ちなみに、身は生殖腺のため、強壮・強精効果があり、酒によく合うのはアルコールを解毒する酵素が多く含まれているからでしょう。

**「ベタイン」が血糖値・血中コレステロールを下げる　◎旬＝一年中**

# エビ［蝦］

*Lobster/Shrimp/Prawn*

**効能**

糖尿病・脂質異常症（高脂血症）の予防、強壮・強精、免疫力強化、毛髪の成長

甲殻類エビ目。日本近海に約五〇〇種のエビが生息。英語では、海底を歩いているイセエビなど大型のものは「lobster」、海中を群れて泳いでいる小型の桜エビのようなものは「shrimp」、中型のクルマエビのようなものは「prawn」と呼ばれています。

天ぷらや刺身にされるクルマエビ、フライや鬼殻焼《おにがらや》きに使われる大正エビ、加賀料理に欠かせない白エビ、佃煮に使われる手長エビ、かき揚げや焼きそば、チャーハンでおなじみの桜エビなどが有名。

エビ独特の甘味はグリシン、アラニン、プロリン、セリン、ベタインなどのアミノ酸で、ベタインは血中コレステロールや血糖を下げます。ま

た、強肝・強精、抗血栓などの働きをするタウリンも豊富に含まれており、殻には免疫力を強化するキチン質が含まれています。ちなみに、頭や胸の後ろにある精巣を食べると強力な強精効果があり、毛髪の成長も促進すると言われています。

## ミネラルを豊富に含む「海のミルク」　◎旬＝秋〜冬

# カキ［牡蠣］

*Oyster*

**効　能**

強壮・強精、貧血・不眠・眼精疲労・肝臓病・夜尿症・寝汗の改善

イタボガキ科。世界中の海に生息し、その数、約八〇種。欧米人が生食する数少ない水産物の一つです。「カキ」は食用になるカキの総称ですが、今では養殖のマガキを指すことが多いようです。養殖は、ローマでは二千年も前に始まったとされていますが、中国ではもっと古い時代から行われていたとのこと。かつては、英国テムズ河口のカキは絶品とされ、シーザーはそのカキ欲しさにイギリス征服を企てたというエピソードもあるほどです。

日本で天然ガキの産地として有名な北海道の厚岸《あつけし》は、アイヌ語で「カキのある所」の意味があります。カキは、生まれたばかりの頃はすべて雄

で、成長する間に栄養を十分に摂ったものが雌になり産卵し、その後中性になって、次の繁殖期（六～八月）には、雄、雌いずれかになる、という不思議な生態をしています。「牡蠣」と書くのは、カキは「牡《おす》」しかいないと思われていたため。

栄養の豊富さから「海のミルク」と呼ばれるほどで、エネルギー源のグリコーゲンが一〇〇g中六gも含まれていること、ビタミンB群、鉄、銅、マンガン、ヨード、カルシウム、亜鉛などのミネラルが多く含まれ、赤血球の造血を促進し、血色のよい美肌を作り、骨歯を強くしてくれます。

特筆すべきは、体内の細胞の中で営まれている化学反応の触媒となっている、三〇〇以上ある酵素の含有成分である亜鉛の含有量が、全食品中、断トツのナンバー・ワンということです。不眠症や眼精疲労、精力減退にカキが抜群の効果を発揮するのは、カルシウムや亜鉛が一役買っているのでしょう。経験的に肝臓病にもよいとされるのは、一〇〇g中一〇二二mgと驚くほど含まれているタウリンのためです。

カキフライは体を温めてくれるので、夜尿症や寝汗に効果があります。生ガキは少しでも古くなると食中毒の危険があるので、殺菌作用のあるレモン汁をかけるとよいでしょう。

カキが旨いのは、十二月から二月までで、特に二月はグリコーゲンをはじめ、種々の成分の含有量が最高になるので最も旨い時期です。その後、夏期の産卵に向けてグリコーゲンもだんだんと減っていき、大味になってしまいます。ちなみに、日本では「桜が散ったらカキは食うな」と言われますが、欧米では「Rのつかない月にはカキを食うな」と言われています。つまり、May（五月）、June（六月）、July（七月）、August（八月）です。

## 「初ガツオ」はそれほど旨くない⁉　◎旬＝春・秋

# カツオ［鰹］
*Skipjack*

**効能**
強壮・強精、血栓症の予防、貧血の改善、コレステロール低下

サバ科。カツオは「鰹」または「松魚」（松の木は硬いことからきている）と書き、「干すと硬くなる」ことから、「堅魚《かたうお》→カツオ」になったとされています。

南方の海で生まれ、黒潮に乗って北上し、三月が九州、四月が紀州、五～六月に伊豆～房総《ぼうそう》沖に達し、さらには、宮城県金華山《きんかざん》沖まで北上し、十月になると脂の乗ったカツオが、東北沖より南下を始めます。「目には青葉 山時鳥《ほととぎす》 初鰹」（山口素堂）の初ガツオは、季節のはしりとしての珍しさから、そそっかしい江戸っ子が食べたもので、実際は「女房を質《しち》に入れてでも食べたい」と言われるほどは、旨いものではありません。

本当に旨いカツオは、脂が乗り切った秋の「下りガッツオ」「戻りガツオ」でしょう。

「菜種の花が咲くと、カツオが釣れる」と言われる鹿児島や土佐は鰹節で有名ですが、春に捕れるこの地域のカツオには、まだ脂が少なく、鰹節にせざるを得なかったのでしょう。鰹節とコンブを使ってダシをとるのは、鰹節の旨味の主成分であるイノシン酸と、コンブのグルタミン酸が一緒になって相乗効果が出るためです。カツオは刺身にするのが一番おいしいのですが、タタキ、照り焼き、蒸し物も美味です。

カツオは脂肪の含有量が少なく、タンパク質の含有量は獣肉以上、しかも脂肪酸は中性脂肪やコレステロールを低下させるEPAや、脳を活性化させるDHAが含まれています。血合い（身の赤黒い部分）には、ビタミンA・$B_1$・$B_{12}$や鉄が豊富に含まれているため、体力低下時や病後の滋養食として適しています。三浦半島の三崎港では、昔からカツオの血合い部分をキモとショウガと醤油で煮付けて強壮剤的に用いていたのも、理にかなっています。

カツオに関する川柳は数多くありますが、当時の江戸っ子気質が盛り込まれていて実に面白いものです。「初鰹 銭と辛子で 二度なみだ」は初ガツオが高価だったことが推測され、「初鰹 力んで買って 蚊に食われ」は蚊帳を質にでも入れてカツオを買ったのでしょう。亭主が初ガツオの物珍しさで無理して金をはたいて買ってきても、「意地づくで 女房鰹をほめもせず」、刺身を身上とする初ガツオを「女房の 意地を表す 煮た鰹」などは、おっちょこちょいの江戸っ子気質の亭主と、しっかり者の女房との人情の機微が面白く、興味深いものです。

◎旬＝冬

「鍋料理」に欠かせないダイエット食

# カニ［蟹］

*Crab*

**効能**

免疫力強化、強心・強肝、貧血の改善

甲殻類エビ目カニ亜目。毛ガニやズワイガニは北海道や日本海側で多く捕れますが、ズワイガニが最も美味とされ、産地により越前ガニ（福井県）、松葉ガニ（兵庫県、鳥取県）とも呼ばれています。ガザミは日本中を移動するのでワタリガニとも言われ、東京ではカニと言えばこのガザミのこと。タラのいる所に一緒に棲んでいるタラバガニはヤドカリの仲間で、脚はハサミを含めて四対（八本）しかありません。酒の肴として、から揚げにされるサワガニは、日本で唯一の純粋な淡水産（淡水でしか生息しない）のカニです。

カニの内臓には多くの酵素があり、カニが死ぬと酵素群が肉を融解してしまい、そこに細菌が付着して腐敗を早めてしまうので、古くなったカニは食中毒を起こしやすいわけです。肉は加熱することで味がよくなり、筋肉も柔らかくほぐれるので、早めに調理することが好ましいでしょう。肉にはグルタミン酸、グリシン、グアニル酸などの甘味成分が含まれ、味をいっそう引き立ててくれるので、手を加えず酢醤油で食べるのが一番のようです。

カニは一般に低脂肪、高タンパク質なので、肥満や生活習慣病で悩む人には格好の栄養食です。また、糖分の代謝に必須のビタミンB類、貧血を防ぐ鉄、強精作用のある亜鉛、骨歯を強くするカルシウムなどのビタミン、ミネラルも豊富に含まれ、コレステロールを下げ、肝臓を強くし、血栓を防ぐタウリンも多量に含まれています。

さらに、殻に含まれる食物繊維の一種のキチン・キトサンは、腸内の善玉菌（ビフィズス菌など）を増やして整腸作用を発揮し、腸内の発ガン物質や有毒物質を排泄し、免疫力を高めて発ガンを防ぐ、などの作用があります。

中国や日本では、古くからカニの殻を弱火で時間をかけてあぶった後、砕いて粉末にしたものをお湯に溶いて飲むと、「腹痛や腫れものによい」として、民間療法では重宝されてきました。

ところで、カニの缶詰では、肉を紙で包んであることに気づいておられるでしょう。これは高価だからというのではなく、実は缶の成分とカニの成分が化学変化を起こして、肉が黒色に変化するのを防ぐための工夫なのです。

「華麗」ではないが、高タンパク・低カロリーの健康食　◎旬＝冬

# カレイ［鰈］

*Flatfish*

**効能**

高タンパク・低カロリーのダイエット食、肝機能強化、美肌効果

カレイ科の魚。朝鮮半島近海で多く捕れることから、「韓鰈《からえい》」と呼ばれていたことが語源。俗に「左ひらめ　右かれい」と言われるのは、黒皮（目のある側）から見て「左に目があればヒラメ、右ならばカレイ」ということです。旬は冬。ただし、大分の別府湾で捕れるマコガレイ（城下ガレイ）は夏が旬です。

カレイ一〇〇g中にタンパク質は一九gと多く、脂質は二・二gと少なく、「淡白な味」で高タンパク・低カロリーの健康食です。ヒラメと同様縁側（ヒレの付け根の肉）の味は特に旨く、美肌効果のあるコラーゲンが多く含まれており、煮こごりにして食べると、その効果が倍加します。ま

た、$B_1$・$B_2$・Dなどのビタミンや含硫アミノ酸のタウリンが多く含まれているので、カレイは疲労回復や肝機能強化にも役立ちます。小さいカレイは、から揚げにして丸ごと食べるとカルシウムの補給に。ちなみに、冷凍切り身としておなじみの「オヒョウ」もカレイの仲間です。

夏は「あらい」、冬は「コイコク」でいただく強壮食　◎旬＝冬〜春

# コイ［鯉］

*Carp*

**効能**

高栄養の強壮食、乳汁分泌・排尿促進

コイ科。川魚の代表。中央アジア原産ですが、今では世界中の河川や湖に生息しています。中国では紀元前五〇〇年に養殖されていたとのこと。日本では、夏は「あらい」、冬は「コイコク」で食べますが、中国ではから揚げが有名で、ドナウ川が流れる東欧ではバターで炒めるムニエルなどにして食べています。

コイの生命力は強く、水から揚げても数時間は生きているほどで、昔から「コイの生き血は精がつく」とされ、結核などの消耗病によく用いられました。事実、コイはタンパク質や脂肪をはじめ、A・$B_1$・$B_2$などのビタミン、カルシウム・鉄などのミネラルを豊富に含みます。

コイは腎炎のむくみをとり、尿の出をよくするとか、産後の母乳の出をよくするとか、経験的に知られていますが、特にコイをぶつ切りにし、内臓も骨も一緒に味噌で煮込んだコイコクは、そうした作用と強壮作用にすぐれています。

## サケ［鮭］
*Salmon*

冷え性・貧血・肥満を改善する「サーモン・ピンク」　◎旬＝秋

**効　能**
冷え性・貧血・肥満の改善、抗動脈硬化、ボケ予防

サケ科。サケとマスは同じ科で、サケには尾ヒレに切れ込みがあり、マスにはそれがなく三角形をしているなど、学問的には区別されていますが、流通ではこれを分けるのは難しく、広くサケマス類という呼び方がされています。これは、日本だけに限ったことではなく、英語では「サケ」「マス」共に「salmon」と言い、たとえば、ベニマス（ベニサケ）は「red salmon」、マスノスケは「king salmon」という具合です。

サケは川で産卵し、ふ化すると稚魚はほぼ一年間川に棲み、体長六㎝くらいになると海に下っていきます。四年で成魚になり、産卵のため九月から一月に自分が生まれた川に戻ってくる（回帰性）ことは有名です。川を

上る（遡河）産卵準備期にはエサを摂らないので、その直前の夏に沿岸で捕れたものが一番旨いとされています。サケの語源もアイヌ語の「シャケンベ（夏の食べ物）」に由来しています。

欧米では、以前、サケは川魚という観念があったため、まずくて安い魚とされ、召し使いや小作人が主人と契約する際、「一週間に三回以上、サケの料理を食べさせないこと」という一文が付いたというエピソードがあるほどです。しかし、今では、サーモン・ダイエットという言葉もあります。つまり、牛や豚の肉の代わりに、サケを食べて減量しようというものです。

漢方の「相似の理論」（一四〇ページ参照）からすると、サーモン・ピンクという言葉があるように、サケの肉は赤い（アスタキサンチンという赤色カロチノイドによる）ので、体を温め、かつ、身を引き締めてくれます。そのため、冷え性、貧血、肥満の人にとっては、格好の食物ということになるわけです。

栄養的にも、サケの肉一〇〇g中に、タンパク質二一g、脂肪八・四gが含まれています。また、タンパク質の吸収をよくするビタミン$B_2$や$B_6$も多く、サケのタンパク質の吸収や利用効果がよいという根拠になっていますし、脂肪は、動脈硬化や血栓を予防するEPAや、脳の働きをよくするDHAが多く含まれていますので、ボケ防止も期待できます。特に、「イクラ」や「スジコ」には、老化予防、若返りのビタミンであるEが多く含まれています。

余談ですが、日本ではサケを「鮭」と書きますが、中国では「フグ」の意で、サケのことは「鮏」と書きます。同時に「鮎」は、中国では「ナマズ」のことです。

ボケ予防に効果がある「青い魚」　◎旬＝春・秋

# サバ［鯖］
*Mackerel*

**効能**

脳梗塞・心筋梗塞の予防、貧血・ボケ予防、健脳

サバ科。近海魚の一つで、日本各地の沿岸にいるマサバと中部以南にいる南方系のゴマサバが代表的なもの。サバの語源は、歯が小さいことから「狭歯」と呼ばれていたためですが、そのわりには大食漢で、エサ（主にイワシなど）をあればあるだけ食べてしまうのは、サバの内臓には酵素類が豊富に含まれているためです。しかし、水から引き揚げられると、その酵素類が自分自身の腐敗にも拍車をかけ、「サバの生き腐れ」（外見は生きがよく見えても内部は腐っている）という現象が起こるわけです。

サバの肉にはヒスチジンが多く、腐りはじめる時に多量のヒスタミンが生成され、アレルギー様食中毒（俗にサバに酔う、と言う）になったり、

じんましんが出たりします。それでも人気があるのは、「秋サバは嫁に食わすな」と姑に言わせるほど美味なため。秋に旨いのは、夏は脂質が数%しか含まれていないのに、十〜十一月になると二〇%にも達するためです。ただ、関西では産卵後の春が旬とされ、「春サバ」が旨いと言われています。

サバの脂質は、①動脈硬化の予防、②血管の拡張（血圧低下・血栓予防）、③血小板の凝集を抑制（血栓予防）、④血圧降下、⑤血中の脂肪低下、などの作用をするＥＰＡや、健脳、ボケ予防効果のあるＤＨＡなどの高度不飽和脂肪酸が多く含まれているので、脳梗塞や心筋梗塞などの予防に効力を発揮します。また、ビタミン$B_2$や鉄分（特に血合いに）も多いので美肌効果があり、貧血の改善にも役立ちます。

このように栄養的に優秀な魚であるにもかかわらず、収穫量の半分近くを飼料や肥料に使用してしまうのは、少々惜しい気がするのは私だけでしょうか。

サバは「鯖」と書くように、新鮮なものは目が透き通って、体が青光りしてエラが赤紅色をしており、身を指で押すと弾力があるので、店頭で選ぶ時の基準にするとよいでしょう。

ちなみに、「鯖を読む」とは「数をごまかす」ことを言いますが、それはサバが大量に捕れる上、腐りやすく、冷蔵方法がなかった昔は、魚屋さんが急いで数えて売りさばかなければならず、その数え方が大雑把であったために、「数をごまかす」ことが多かったこと、また、買うほうも、つい数をごまかされてしまうことから広まった言葉だとされています。

夏バテを吹き飛ばす栄養豊富な「秋の風物詩」　◎旬＝秋

# サンマ［秋刀魚］

*Pacific Saury*

**効能**　栄養補給、血栓予防、骨粗しょう症の予防、貧血の改善

サンマ科。サンマを「秋刀魚」と書くのは、「細い身がキラリと刀のように光る秋の魚」という意味が込められています。樺太（サハリン）付近の親潮で若魚に育つサンマは、食卓に並ぶ大きさ（二五～二七㎝）になるまで三～四年を要します。

毎年、秋には産卵のため群れを成して南下を始め、八月には北海道の東に移動し、十月には三陸沖、銚子沖を下り、房総沖に到達する頃が最盛期です。十二月、一月は近畿、四国を経て九州に下ってきます。北海道で八月に捕れるサンマの脂質の含有量は一〇％程度ですが、十月に房総沖で捕れるものは、約二〇％に増加し、脂の含有量が多くなるほど旨くなりま

す。つまり、小さくても太いものが旨いわけです。また、下アゴがオリーブ色の雌のほうが、オレンジ色をしている雄よりも旨いというのが定説です。

江戸時代から「サンマが出るとアンマが引っ込む」とか「秋のサンマは孕《はら》み女に見せるな」とか言われるほど、栄養価と健康効果の高い魚です。前者は「秋になってサンマが豊富に食卓に出るようになると、夏バテも吹き飛び、肩こりや腰の痛みがとれる」という意味で、後者は「秋のサンマは栄養がありすぎるので、妊婦は栄養過多になり、かえって体によくない」ことを警告していると思われます。

サンマのタンパク質を構成するアミノ酸は質・量共にすぐれ、脂肪の八〇%を占めるEPA、DHA、オレイン酸などが血栓を予防し、脳の働きを高めてくれます。

ビタミンもA・D・E・$B_{12}$が多く含まれており、中でも腸でカルシウムとリンの吸収を促進、骨を強くし、骨粗しょう症を防ぐビタミンDの豊富さは、特筆に値します。造血ビタミンの$B_{12}$は、血合いに特に多く含まれています。

また、少々苦味がありますが、腹ワタにはレチノール（ビタミンA）が豊富に含まれるので、多食すると免疫力の向上や抗ガン効果が期待できます。ビタミンEも多く、末梢の血行をよくして体を温める他、不妊症や精子の機能低下の改善、老化予防に役立ちます。

サンマのように高タンパク・高脂肪の魚を直火で焼くと、発ガン物質（トリプP－1）が生成される心配がありますが、ビタミンCがこれを解毒するので、サンマにレモンや大根おろしを添えるとよいでしょう。

肝機能を強化してくれる「味噌汁の定番」 ◎旬＝春、または冬、または夏

# シジミ［蜆］

*Corb Shell*

**効　能**

肝臓病・貧血の改善、乳汁分泌の促進

真弁鰓目の二枚貝。淡水のシジミは最高級品とされ、旬は四～五月。河川の上流や湖沼に棲むマシジミは「寒シジミ」と呼ばれ旬は冬。海水の混じる所に棲むヤマトシジミの旬は土用の頃。ただし、寒シジミが一番おいしいという人が多いようです。

「土用シジミは腹薬」「シジミの味噌汁は肝臓によい」「シジミは黄疸に効く」の根拠として、①タウリンを多く含む、②メチオニン、コハク酸、ビタミン$B_{12}$が肝機能を強化する、③肝機能を強化し黄疸を改善するオクタデセン酸が多く含まれる、などが挙げられます。

味噌汁によく合うのは、味噌に含まれる種々のアミノ酸と一緒になる

と、さらに理想的なアミノ酸構成になり、また、味噌の消化酵素がシジミの消化を助けるためです。シジミには、カルシウム、鉄、ビタミン$B_2$・$B_{12}$など日本人に不足がちな栄養素が多く含まれています。シジミの味噌汁が「産後の乳の出をよくする」というのも、うなずけます。

徳川家康も大好物だった「春の魚」　◎旬＝春

# シラウオ［白魚］

*Japanese Icefish*

**効　能**

骨歯の強化（骨粗しょう症予防）

シラウオ科。シラウオはサケマスと近縁の魚で、シロウオ（素魚）はスズキの親戚に当たるハゼ科の魚。北海道以外の内海に生息しており、春になると産卵のために河口に集まってきます。

「陰膳の 白魚もはや 鮭になり」は、「旅に出た夫のための陰膳には、はじめ白魚（春）を載せていたが、今はもう鮭（秋）を食べるようになってしまった」の意。歌舞伎の名文句として有名な、河竹黙阿弥《かわたけもくあみ》作の『三人吉三《さんにんきちさ》廓初買《くるわのはつがい》』の出だしは、「月もおぼろに白魚の、かがりにかすむ春の宵」ですが、当時は隅田川でもシラウオがよく捕れたことがうかがわれます。

徳川家康はシラウオが大好物で、桑名（三重県）からシラウオを持ってこさせて隅田川に放流し、佃島の漁師がこのシラウオを家康に献上するため醤油で煮つめて作ったのが佃煮の始まり。ちなみに、格好のカルシウム補給源である「シラス」は、イワシやサバの稚魚を湯通しして乾燥させたもので、魚の名前ではありません。

ビタミンA・Dを多く含む「夏の出世魚」　◎旬＝夏

# スズキ［鱸］

*Japanese Sea Bass*

**効能**

視力低下の予防、眼精疲労の改善、骨歯の強化、栄養補給

スズキ科。体表面が銀色の光沢を放ち、「魚の貴公子」とも呼ばれ、『古事記』にも登場する神代の昔からの高級魚。スズキの「スズ」は「清」で「スガスガしい」の意。成長と共に名前が変わるので「出世魚」と言われ、関東では、二五cmくらいまでのものを「セイゴ」、三〇～六〇cmくらいを「フッコ」、それ以上のものを「スズキ」と言い、特に大きいスズキは「大太郎《おおたろう》」と呼ばれます。

夏、川を遡《さかのぼ》る頃がスズキの旬で、「夏のスズキは絵に描いてでも食え」や「鯛もかなわぬ鱸のあらい」などは、夏場のスズキのあらいが、いかに旨いかを表現したものです。十月頃から川を下り、冬に海で産卵するた

め、冬は味が落ち、「枯れススキ」とも。白身の魚ですが、脂の溜まりやすい肉質のため、一〇〇g中ビタミンAが四・五マイクログラム、Dが七マイクログラムと脂溶性ビタミンの含有量が多いのが特徴。味は淡白ですが、特有の甘味があり、和食、洋食のどちらにも重宝されています。

## タウリンが豊富な「百魚の王」　◎旬＝冬～春

# タイ［鯛］

*Sea Bream*

**効能**

老人・病人の栄養補給、ダイエット食、強心・強肝作用、乳汁分泌促進

タイ科。流通でタイというと、マダイ、キダイ、チダイ、クロダイの総称で、その代表はマダイ。姿・形共に天下一品で「百魚の王」と称されますが、貝塚からもタイの骨が発見されること、『古事記』の中の「赤海鯽《うみさち》魚」という魚がタイと考えられることから、大昔から食べられていたことは事実でしょう。

タイは「めでたい」という言葉にかけて、お祝いの席によく出され、お祝いの品としても使われるのは周知の通りです。横井也有《よこいやゆう》（一七〇二～八三年）の『百魚譜』の中にも「人は武士、柱はひのき、魚はたい」とあるように、昔から日本人にとって、タイが「魚の代表」であったことがよく

わかります。

九州一帯から北海道の南部まで分布しており、中でも瀬戸内海の「サクラダイ」が一番有名ですが、これは「桜の季節に捕れるマダイ」であるからでしょう。麦を収穫する初夏になって捕れたものは産卵後のこともあり、脂も抜けて味も落ちるので、「麦ワラダイは馬も食わず」ということになるわけです。

タイは、タンパク質が二〇g（一〇〇g中）と高タンパク質ですが、低脂肪、しかも消化吸収がよいので、老人や病人、糖尿病、肥満、脂肪肝、高血圧や血栓症などの生活習慣病を持つ人の栄養源として最適です。味が淡白なわりに旨いのは、エキス分としてグルタミン酸やイノシン酸を含み、アミノ酸のバランスがよいためです。高度不飽和脂肪酸が少なく、イノシン酸が分解されにくいために、古くなっても味が落ちないので、「腐っても鯛」ということわざができたのかもしれません。

タイの身は栄養分が少ないとされてきましたが、白身魚特有のタウリンを多量に含んでおり、①胆石生成の抑制、②強肝作用、③血中コレステロール低下、④強心作用、⑤アルコールの解毒、⑥血圧の正常化、⑦精力の増進、⑧ガンの転移の防止、に役立ちます。

タイ頭のすまし汁である「うしお汁」は、昔から「産婦の乳の出をよくする」ことが知られていますが、ビタミン$B_2$やゼラチン質の補給、冷え性の改善にも効果的です。

タイの肉には、鉄、カルシウム、亜鉛などのミネラルの含有量が少ないので、鍋物にはミネラルをたくさん含む小松菜や豆腐を一緒に入れるとよいでしょう。

血液をサラサラにしてくれる「悪魔の魚」　◎旬＝秋〜冬

**効能**
強肝・強心、血栓症予防、強壮・強精作用、貧血の改善

## タコ［蛸］
*Octopus*

頭足綱八腕目。世界中に約二〇〇種類、日本には約五〇種類いますが、食卓に上るのはマダコ、イイダコなど、たったの数種類。欧米人はタコとイカを嫌がりますが、特にタコは「devil fish（悪魔の魚）」と呼ぶほど。「oct」は「八」、「pus」は「足」の意味で、江戸時代の『私語私䏘針』に「タコは多股からきている」とあり、英語・日本語の語源が一致しています。

「頭」と呼ばれる所は胴で、下部に頭があり、口を中心に腕（足）が出ています。低脂肪・低カロリーでありながら、タンパク質、ビタミン$B_1$、特に$B_2$（口内炎、肝臓病に効く）、亜鉛（強壮作用）、カルシウムなどのビタミ

ン、ミネラルを多く含む上、抗脂血・抗血栓、強肝・強心作用を有するタウリンが五二〇mg（一〇〇g中）と多量に含まれています。卵巣は「海藤草」と呼ばれ、煮付けにして食べると美味。

ゆでると赤くなるのは、加熱によってタンパク質が変質し、オンクローム（色素）が出現するためです。

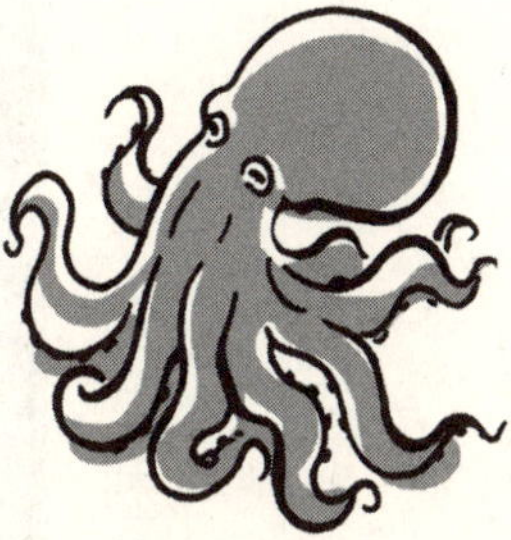

高タンパク・低カロリーの「冬のダイエット食」　◎旬＝冬

## タラ［鱈］
Cod

**効能**
健脳、ボケ予防、保温・利尿作用

タラ科。太平洋にも大西洋にも生息。タラは「魚」に「雪」と書き、ロマンチックな感じがしますが、大変な大食漢で、エビ、タコ、カレイ、ヤドカリ、貝類、イワシ、カニ、イソギンチャクなど、一〇〇種類以上の小動物を手当たり次第食べまくり、時には自分の子供まで食べることもあるので、「大口魚」「呑魚」とも言われています。そのため、「鱈腹《たらふく》食う」「矢鱈食う」などの言葉も作られたのでしょう。

「出鱈目《でたらめ》」も「手当たり次第何でも節操なく口に入れる」ことから、「いい加減なこと」の意になったのでしょうか。

一般にタラというと「マダラ」を指しますが、北海道や北陸では「スケトウダラ」のこと。脂肪含有量は極端に少なく、低カロリーであっさりした味なので、肥満や生活習慣病を病んでいる人のタンパク源としては最適です。脂肪中には、DHAが多く含まれ、健脳、ボケ予防が期待できます。一方、肝臓には多量の脂肪とビタミンA・Dを含んでおり、肝油として乳幼児や成長期の子供たちの格好の栄養食品となっています。

タラは西洋でもブイヤベースなどでよく食べられますが、フランス語では生のタラを「Ca billaud（キャビョー）」、干しタラは「Morue（モリュー）」と言い、イカとスルメの関係と同じです。

スケトウダラの卵巣は「タラコ」と言われ、「シラコ」はマダラの精巣のこと。また、スケトウダラは韓国では「ミンタオ」（明太）と呼ばれており、タラコのことが「明太子」と言われる所以です。生殖器である「タラコ」と「シラコ」は、漢方の相似の理論（一四〇ページ参照）からしても、強壮・強精食です。

なお、タラコやシラコは高コレステロール食品とされていますが、血中コレステロールを低下させるタウリンも多く含まれているので、脂質異常症（高脂血症）の人も心配なく食べてよいでしょう。

新しいタラの身はほんのりと虹色をしているので、体を温める作用があります。その上利尿を促して二日酔いにも効くので、寒くてついアルコール過飲になりがちな冬の料理に最適です。身をとった後の頭や尾、キモ、シラコなどを、野菜や味噌と一緒に煮立てる鍋料理である青森の「ザッパ汁」は、一口すると、体がフワーッと温かくなるほど冷えや冷え性に効きます。ぜひお試しあれ。なお、「ザッパ」とは「残飯」のことです。

高級魚になってしまった「庶民の強壮食品」　◎旬＝夏

# ドジョウ［泥鰌］

*Loach*

**効能**

強壮・強精、乳汁分泌促進、貧血、骨粗しょう症予防

ドジョウ科。本州、四国、九州の河川、湖、水田、沼などに生息し、「泥」の中に棲んでいるため、「土生」や「泥生」が語源とも。魚体がヌルヌルしているのでウロコがないように見えますが、実は小さい円鱗がありま す。東京の「駒形どぜう」は有名ですが、ドジョウが一般の料理屋に出されるようになったのは江戸時代の文化元年、浅草の越後屋でドジョウ料理を出したのが始まりとされています。

卵とゴボウがたっぷり入った柳川鍋《やながわなべ》は、栄養満点の鶏卵と強精効果のあるゴボウが入っており、滋養強壮作用にすぐれていますが、日本橋横山町の「柳川」という料理屋で初めて作られたので、この名があります。ちな

みに、ドジョウは旧仮名遣いで書くと「ドジャウ」ですが、四文字のため「死」に通ずるとして嫌い「ドゼウ」となったようです。

ドジョウのことを「踊り子」とも言いますが、桶の中に入れたドジョウが水面まで垂直に上がってきては、底に潜っていくという動作をくり返す様を形容したもの。ドジョウは水面に上がって空気を腸に吸入し、腸の毛細血管より吸収するという呼吸をしているため、この「踊り」が必要なのです。

『本草綱目《ほんぞうこうもく》』に「体を暖め、生気を益し、酒をさまし、痔を治し、さらに強精あり」とか、『魚鑑』に「血をととのえ、腎精を益す」などとあるように、昔から強壮食品としてウナギと並ぶほど重用されてきました。また、産婦が食べると、母乳の出をよくする作用があるとも言われています。神経痛やリウマチの痛みの部分には、ドジョウの皮を貼る民間療法もあったようです。

ドジョウは冬眠するので、冬から春にかけては痩せていて食べても栄養になりません。旨くなるのは、夏の産卵期の前あたりの栄養が回復した頃。脂質は白身魚程度で含有量は少なく、タンパク質、ビタミンA・$B_1$・$B_2$・Dが多く含まれています。ミネラルも、カルシウム（一〇〇g中八八〇mg）はウナギ（同九五mg）と比べても抜群に多く、鉄（同四・五mg）もホウレンソウ（同三・七mg）より多く含有しています。

「土用どぜう」は夏の保健食品として実に重宝で、ウナギに手が出せない庶民の食べ物でしたが、今は品不足で、ウナギよりむしろ高価。件《くだん》の柳川鍋の他、カバ焼き、ドジョウ汁にして食べると美味です。

気力・体力を増進させる「東で多く捕れる魚」　◎旬＝春

効能　気力・体力増進、体や腸を温める

# ニシン［鰊・鯡］

*Herring*

ニシン科。ニシンとは、卵が多いので「妊娠魚」、または「二身＝その身を二つに割いて料理する」ことからきた、という説があります。二つに割いた背側は「身欠」として食用にし、腹側のほうは、肥料として活用されていました。また、ニシンは「鰊」とも「鯡」とも書きますが、「鰊」は「東で多く捕れる魚」という意味があり、「鯡」は米作のできなかった北海道で「米ではないが、米と同等の価値がある」という意味を込めて「魚に非ず」となったようです。松前藩では、米の代わりにニシンが納められていたこともあり、ニシンが「石《こく》」で測られていた所以でもあります。親潮など寒流に育ち、カムチャツカ、アリューシャンあたりを回遊し、春になると北海道に姿を現すので、ウグイスが「春告鳥」と呼ばれるように、ニシンは「春告魚」と呼ばれることも。

産卵のために沿岸に大挙してニシンが来ると、かつては海の色が変わるほどで、その二〜三日の間の漁で網元の漁師は莫大な利益を得、いわゆる「ニシン御殿」を建てたほどでした。しかし、それも今は昔。「海が盛り上がるほど」押し寄せたニシンも、一九五四（昭和二十九）年以降、北海道ではあまり捕れなくなり、今はほとんどロシアやアメリカからの輸入に頼っています。

イワシの仲間なので、イワシと同様に鮮度が落ちやすく、小骨も多いので、ニシンが嫌いな人もいますが、ニシンの子である「数の子」を嫌う人は少ないようです。ニシンのことを東北地方では「カド」と言いますが、「カドの子」がなまって「カズノコ」になりました。「カズノコ」は「数の子」に通じ、子孫繁栄を願う縁起のよい食べ物として、正月のおせち料理には欠かせません。ニシンは海藻に卵を産みつけますが、これが「子持ちコンブ」。雌が海藻に卵を産むと、すぐに雄は精液をかけますが、この精液で海が真っ白になることを「クキジル＝群来汁」と言います。

『本朝食鑑《ほんちょうしょっかん》』によると、ニシンは「房総、常陸、奥羽などの海浜や、利根川の河口でも獲れた」とのことで、「陽を助け、陰を補い、腹中を温め、気を健やかにする」とあり、「胃腸の働きをよくし、気力・体力をつける」効能があることがわかります。生でも、燻製《くんせい》でも、酢漬けでも食べられますが、塩ニシン、コンブ、ジャガイモ、ニンジン、タマネギなどを入れて煮込んだ「三平汁《さんぺいじる》」は有名。

夏バテを防いでくれる「京の夏の風物詩」　◎旬＝夏

# ハモ［鱧］

*Pike Conger*

**効能**　夏バテ予防、視力低下・眼精疲労の予防・改善

ハモ科。首を切っても食いついたりするので「食む」が語源とも、中国語の「ハイマン＝海鰻」が語源とも言われています。体長は一m以上になります。形相が悪いことから、「鱧も一期《いちご》、海老も一期」ということわざがあります。

関東以北ではほとんど捕れないので関東人には人気がありませんが、関西ではタイに匹敵するほどの人気。「祭りハモ」という言葉もあるように、大阪や京都の祭りの料理には欠かせない魚で、京都の祇園祭は「ハモ祭り」と言われるほど。ハモチリ、ハモノオトシ、ハモ寿司などにして食べます。

「ハモは梅雨の水を飲んで旨くなる」と言われるように、旬は梅雨時から初秋まで。近縁のウナギは下半分のほうが旨いとされ、反対にハモは上半分のほうが旨いというのが通説。柔らかい白身の肉には脂質が多く美味ですが、小骨が多く「一寸を二四に包丁する」必要があります。ウナギやアナゴ同様、ビタミンAの含有量が抜群に多く、夏バテ予防には最適です。

美肌効果抜群の「冬の高級魚」　◎旬＝晩秋〜冬

# ヒラメ［鮃・平目・比目魚］

*Bastard Halibut*

**効能**

病人・老人の栄養補給、骨粗しょう症の予防、美肌効果

ヒラメ科。ヒラメは漢字で「鮃」や「平目」「比目魚」と書くように、平たい魚という意味があります。樺太から東シナ海までの日本各地、朝鮮半島や中国沿岸の砂地に広く分布しています。

俗に「左ひらめ　右かれい」と言われるように、黒皮（目のある側）を上に向けた時の目の位置が左右の目とも左側に集まっているのがヒラメ、右側に寄り集まっているのがカレイです。その他、ヒラメはカレイに比べて口が大きく鋭い歯を持ち、値段もかなり高価です。目が片寄っているのは、昔は「親をにらんだたたり」と考えられたようで、「オヤニラミ」とか「オヤフコウモン」などと呼んでいた地方もあります。

冬場は、昼間に海底を徘徊《はいかい》してエサの小魚を捕るので、身が締まり脂が乗っておいしさが最高になるため、「寒ビラメ」と称され、その身はフグに似た味がします。産卵期は三月から六月までで、浅瀬に上がってきますが、この頃は脂が落ちて味が悪く、魚好きの猫でさえまたいで通るというので、「猫またぎ」とも言われます。

「知恵のなさ 四月のヒラメの 刺身なり」という川柳もありますが、それでも「ソゲ」と呼ばれる二年目のヒラメは、夏でも美味。背ビレの下やシリビレの付け根の肉は脂が多く旨いことから、「ヒラメの縁側」と呼ばれて珍重されています。しかし、縁側だけでなく、ヒラメの肉はどの部分も美味であり、タイと並ぶ高級魚の代名詞になっています。

ヒラメの肉は消化がよく、高タンパク、低脂肪、低カロリーで、ビタミン$B_1$・$B_2$も多く含むので、病人や老人、胃腸の弱い人の栄養補給には格好の魚です。また、カルシウムの吸収をよくしてくれるビタミンDも一〇〇

g中に一マイクログラムと、一日の必要量の半分近くを含有しているので、骨歯の強化、骨粗しょう症の予防・改善にもおすすめです。

「縁側」の肉は結合繊維の主成分であるコラーゲンを多く含んでいるので、美肌効果は抜群です。から揚げにすると食べやすくなり、しかも一段と旨さを増すので、常食にするとよいでしょう。また、この縁側はいい塩梅《あんばい》に脂が乗っており、プリプリとした歯ざわりも快いので刺身でもおいしく、食通に言わせると、「縁側を食べたら、身なんて食べられねぇ」とのこと。

糖尿病を予防する「西の冬の味覚」の定番　◎旬＝冬

効能

血栓症の予防、強心・強肝、糖尿病予防、抗脂血作用

# フグ［河豚・鰒］

*Puffer*

フグ科。怒るとお腹が「フク」れることからきているとも、ヒョウタンの意味の「フクベ」が語源ともされています。漢字で「鰒」と書くのは「腹」がふくれる魚、という意味ですし、「河豚」と書くのは、中国のフグは河に棲み、ブーブーと鳴いていたので、この字が当てられたとのこと。日本のフグは海に棲むので「海豚」でもよさそうですが、これは「イルカ」を指します。

フグは卵巣や肝臓・皮膚や目に青酸カリの何十倍も強いテトロドトキシンという猛毒を含有しています。味が一番よいと言われるトラフグの肝臓一gの中に、五〇〇〇匹のマウスを殺す毒が含まれており、それで「テッ

ポウ」の異名があります。「中《あた》ると必ず死ぬ」という意味で、「フグチリ」を「テッチリ」というのは「鉄砲チリ」よりきています。

菜種の頃——三月頃のフグは産卵期になるため毒性が一番強くなり、俗に「菜種フグは食うな」と言われる所以です。歌舞伎役者で人間国宝だった、八代目坂東三津五郎がフグの肝料理を食べて亡くなった話は有名ですが、一尾の毒でマフグは三三人、トラフグは一三人、ヒガンフグは一一人、コモンフグは八人もの人間を殺す威力があると言われています。フグの毒にあたると、三十分くらいまでに、まず口や手足のシビレが発現し、次に嘔吐が生じ、次第に全身が麻痺し、やがて呼吸困難、意識消失、死へと至ります。しかし今は、調理法も発達し、料理人の腕も上がっているので、ほとんど事故を耳にしないのは幸いです。

フグの食べ頃は「秋の彼岸から春の彼岸まで」「橙の色づく頃より食いはじめ、菜種の花の咲く頃に食い終わる」と言われるように、冬です。肉は脂の少ない白身で、グルタミン酸、イノシン酸を多く含むので、淡白な旨味があり、しかもタウリンが多く含まれるので、①血栓症や脂質異常症（高脂血症）の予防・改善、②胆石の予防、③肝臓や心臓の強化、④糖尿病の予防、⑤筋肉疲労の除去……などの効果があります。肉の部分よりずっと旨いのがシラコ（精巣）。中国でシラコのことを「西施乳《せいし》」と言うのは、「春秋時代の越《えつ》の国に絶世の美女・西施がいた。越が呉に征服された時、呉王・夫差《ふさ》は西施を国に連れ帰ったが、西施の色香におぼれて、結局は国を滅ぼしてしまった」という逸話からきています。つまり、旨いものには陥穽《かんせい》がある、という戒めの意味が込められているのでしょう。

## 動脈硬化を防ぐ「冬の出世魚」 ◎旬＝冬

# ブリ［鰤］

*Yellowtail*

**効　能**

滋養強壮、動脈硬化・血栓症の予防、健脳

体長一三〇cm、体重一五kgにもなるアジ科の魚。北海道から沖縄までの各地の沿岸で捕れる回遊魚で、三～四月頃本州の中部以南で産卵し、ふ化すると北上。秋になると南下。産卵前の冬は栄養を蓄えており美味です。

ブリは「出世魚」で、関東では一五cm以下をモジャコ、二〇cm級をワカシ、四〇cm級をイナダ、六〇cm級をワラサ、九〇cm以上をブリと言います。関西では、ワカナ、ツバス、ハマチ、ブリと変わります。養殖のブリは成長が早いので、ハマチと総称されています。

年越しの行事に出される「年取魚」は関東や東北では新巻鮭が一般的ですが、関西や北陸ではブリが一般的。一般に太平洋沿岸より日本海のブリのほうが美味で、特に富山県の氷見港のブリは「能登寒ブリ」と言われ有名。

ブリは、動脈硬化や血栓予防のEPA、健脳効果のDHAを多く含んでいます。

グツグツ長く煮ると柔らかくなって頭も骨も食べられる磁養強壮食品となり、昔から珍重されてきました。

# 第5章

# 薬になる その他の食材

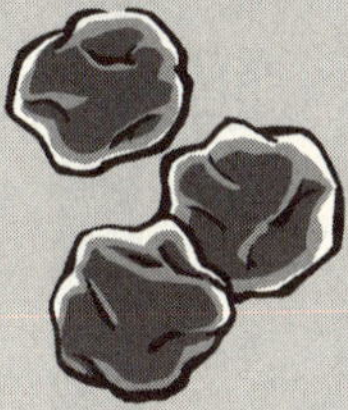

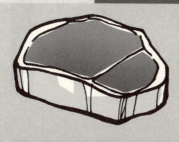

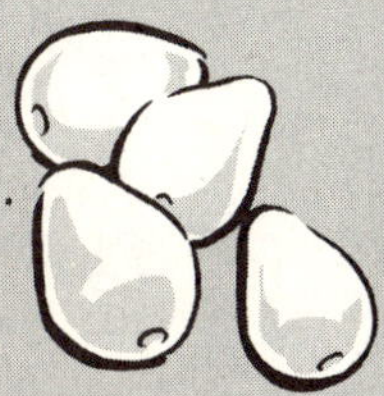

獣肉の「薬食い」で気分を変える

# 牛肉・豚肉・鶏肉

◎旬＝一年中

*Beef, Pork, Chicken*

**効能**

冷え性の改善、抗うつ作用

人類はすべて、狩猟生活の時代を過ごしてきたのですから、日本人も原始時代には鹿や猪を主とした肉食をしていたに違いありません。しかし、仏教が伝来し、殺生を嫌う教えが広まってから肉食の習慣はなくなっていきました。とはいえ肉のおいしさの誘惑には勝てず、庶民に肉食を禁じていた徳川家康なども「薬食い」と称して、井伊家から献納された近江牛の肉の味噌漬けをよく食していたと言います。

「五段目を蛇《じゃ》の目に包む麹町」という川柳があります。五段目とは猪の肉のこと。蛇の目は昔の傘の紙で、実際に東京の麹町、平河町や両国橋あたりには「獣肉屋」があったと言いますから、江戸や明治の頃の庶民も、時々は肉の隠れ食いをしていたのでしょう。

肉は言うまでもなく、必須アミノ酸を十分に含む良質のタンパク源で、漢方でも肉は「胃腸の働きを補い、筋力を益し、排尿を促し、浮腫《むくみ》をとる」としています。

牛肉にはビタミン$B_2$や鉄分が多く含まれ、体を温める作用が強いので、洋の東西を問わず、病気の回復期には牛肉スープや牛肉粥（細かくたたいた牛肉にショウガ汁、醤油、塩を練り混ぜ粥の中に加えて煮込む）が、体力回復の妙薬として使われました。明治時代に大流行した牛鍋屋は、家康にならって「薬食い」と称し、体力をつけるための薬膳料理として利用されていたようです。

豚肉は、洋風（シチュー、ステーキなど）、中華風（酢豚など）、和風（トンカツ、豚汁など）と、どんな料理にも合い、ビタミン$B_1$が抜群に含まれています。漢方でも「腎気補益（体力・免疫力増強）、解毒、解熱」に効ありとしています。

鶏肉はクセのない味で、タンパク含有量も豊富、その上廉価ときています。ささみは、タンパク質が一〇〇g中二四g、脂肪が〇・七gと低脂肪食品で、ビタミンAも牛・豚肉の一〇倍も含まれているので、肉食による肥満を心配する向きには格好のタンパク源です。漢方では、鶏肉は「肝、肺、腎を補い、風《ふう》を除き、湿を逐《お》い、気を益し、気を温める。婦人の諸病、諸傷によい……」とされています。

沖縄県民の一日の肉類摂取量は九〇gと、全国平均七〇gの一・三倍も摂るので長寿者が多いと主張する学者がいます。しかし、沖縄の人々の食物は、豆腐一・九倍、シイタケ一・八倍、コンブ一・五倍、野菜一・四倍と、他の健康食も全国平均の摂取量をかなり上回っています。

序章でも述べたように、戦後、日本人の食生活は欧米化し、一九五〇（昭和二十五）年と二〇一五（平成二十七）年を比べても、肉一一倍、鶏卵六・三倍、牛乳・乳製品一九倍と激増し、逆に米は半分、イモ類一〇分の一と炭水化物の摂取量は激減しました。その結果、ガンの種類でみると、胃ガンが減少し、肺、大腸、乳、卵巣、子宮体、前立腺、すい臓などの欧米型ガンが激増しました。脳卒中も脳出血が減り、脳梗塞が増えたのです。その他に、心筋梗塞、痛風、糖尿病などの欧米型の病気が激増を見ました。なぜでしょうか？

先にも述べましたように、人間の歯の構成から言えば、穀物をすりつぶすのに適した臼歯が圧倒的に多く、次に、野菜や果物を噛むのに適した門歯が多く、肉や魚を噛み切るのに適した犬歯は、わずか四本（一二・五％）にすぎないにもかかわらず、欧米型の食生活では肉類を多食するからです。

つまり現代人の食生活は、人間に適した食生活のバランスを崩しているのです。だから、病気になるのだと考えるほうが合理的です。六〇〇〇kg

もの体重を有する象、栄養満点の牛乳を供給してくれる牛は草しか食べません。彼らは、草食用の平らな歯を持っているからです。

したがって肉類は、家康や明治の人のごとく、「薬食い」的に時々食べるのが人間の体には適していて、時々食べれば薬のように体に効くと言えそうです。

人を幸せな気分にし、うつな気分を解消してくれる脳内物質のセロトニン、ドーパミンは必須アミノ酸から作られますが、これは肉類に多く含まれます。その意味で、肉食の重要性を指摘する学者もいます。

漢方の陰陽論で言えば、「うつ」は「冷え」の病気です。うつ病が北欧人や北日本の人に多いのは、気温との関係があるのかもしれません。その点、肉類は体を温めてくれるので、「気持ちを明るくしてくれる」と考えられます。「冷え性」や「うつ」気味の人には、確かに肉類、特に赤身の肉類は色彩的にも陽性食物なので有効です。

滋養強壮に効果がある「陽性食品」　◎旬＝一年中

# 鶏卵
*Egg*

**効能**

滋養強壮、保温効果、老化予防

鶏卵は「精がつく」食べ物として、昔から重宝されてきました。昔は、病気見舞いというと、もみ殻入りの箱に鶏卵を詰めて持っていくことが多かったのも、鶏卵は滋養強壮食品と考えられていたからです。

『本朝食鑑《ほんちょうしょっかん》』にも、鶏卵は「心を鎮め、癇《かん》（引きつけ）を止め……小児の疳痢《かんり》（神経症による下痢）……にも宜《よろ》しい」とあります。

言うまでもなく卵は卵白と卵黄からできていて、特に卵白のアミノ酸スコア（タンパク価。一〇〇が上限で、数値が大きいほどタンパク質としての栄養価が高い）は一〇〇で、いかに優秀なアミノ酸から成るタンパク質かがわかります。蛋白質の「蛋」は「卵」と同じ意味で、「蛋白」とはすなわち「卵白」のことを言います。ちなみに、牛乳、豚肉、豆腐のアミノ酸スコアは、それぞれ八五、八四、六七です。

卵白のタンパク質は、オボアルブミン、コンアルブミン、オボムコイド、オボグロブリンG1などより成りますが、オボグロブリンG1は、細菌の細胞膜を破壊して抗菌作用を発揮し、卵への細菌の侵入を阻止する働きがあります。ペニシリンの発見者・フレミングが、この物質をリゾチームと命名しました。卵を割って外に出しても、案外腐りにくいのは、このリゾチームのためです。オボムコイドは食欲を抑制し、肥満防止に役立つという研究報告もあります。

一方、卵黄の成分は、約一五%がタンパク質で、約三〇%が脂質です。脂質のうち六割が中性脂肪で三割がリン脂質、残りがコレステロールです。リン脂質は、脳細胞や神経細胞の構成成分で、知能や記憶力の向上、老化の改善にとって不可欠な物質です。

リン脂質の一つであるレシチンは脂肪を乳化するので、マヨネーズ作りの時に役立ちますが、体に吸収されると、血液中のコレステロールを減少させる作用を発揮します。

鶏卵一個（約五〇g）には、コレステロールが約三〇〇mg含まれていて、高コレステロール食品なので、これまでは、脂質異常症（高脂血症）、動脈硬化、心筋梗塞、脳梗塞の人には忌避すべき食品とされてきました。しかし近年、こうした疾患に対しても卵の摂取は大して悪影響がないとする研究も散見されるようになってきました。

つまり、レシチンの抗脂血作用に加えて、卵黄の「脂」が高脂血を促す飽和脂肪酸（肉やバターの脂）約三七％、逆に血中脂肪を減少させる作用のある不飽和脂肪酸（魚油や植物油）約六三％から成っているので、脂質異常症（高脂血症）などに悪影響を及ぼさないというのです。

運動をしない人が、毎日、鶏卵一個を食べると、一日に約六mg／dℓの血中コレステロール（正常値は一三〇～二二〇mg／dℓ）の増加が見られましたが、運動を十分にする人は、いくら卵を食べても血中コレステロールは増加しないという研究もあります。したがって、一般的に卵を悪役にする必要はなさそうです。まして一日一～二個の摂取ならば問題ありません。

卵の中には、タンパク質、脂肪の他、$B_1$・$B_2$・A・Dなどのビタミンや、カルシウム、リンなどのミネラルをはじめ、「セックス・ミネラル」として有名な亜鉛が、ショウガと同様多量に含まれていることも、卵の滋養強壮作用を生み出しているのでしょう。

卵は体を温める陽性食品です。日本酒一合を鍋で煮立て、その中に鶏卵一個を割ってよくかき混ぜたものが「卵酒」ですが、陽性食品である卵と体を温める日本酒に熱を加えて「超陽性食品」にした卵酒が、英語で「cold（冷え）」と言われる風邪に効くのは、陰陽論からすると実に理にかなっていることなのです。

「完全栄養食」の牛乳が体質に合わない人はチーズを　◎旬＝一年中

# 牛乳・チーズ

*Milk, Cheese*

**効　能**

体を冷やす（牛乳）、体を温める（チーズ）

牛乳一杯（二〇〇㎖）には、タンパク質が脂肪と共に約六g含まれており、ビタミンはAの他、$B_1$・$B_2$が、ミネラルは鉄、マグネシウム、マンガン、リンをはじめ、カルシウムが豊富に含有されています。この栄養価のため、成長期の子供や病人には欠かせない完全栄養食品で、一般人の栄養補給にも格好の食物とされてきました。

確かに、生まれてきた子牛を短期間に驚くほど成長させる牛乳は、高栄養食品に違いありません。しかし、低栄養時代ならいざ知らず、摂取カロリー制限や体重減少が指導されるほどの飽食の時代である現代では、健康食品として疑問が残ります。これまで述べてきたように、肥満、糖尿病、痛風、脂肪肝などは、明らかに摂取カロリー過剰から起こる病気です。それ以外でも、脳血栓、心筋梗塞、肺ガン、大腸ガン、乳ガンなど欧米型の病気は「栄養過剰病」の一面を持ちます。このような時代に、牛乳が高栄養食品だからといって、ただちに健康食品と見なしてよいのでしょうか。

牛乳を飲むと腹が張り、腹痛と腹鳴を伴う下痢をする人が少なくありませんが、この症状は「乳糖不耐症」と呼ばれ、乳汁中の乳糖を消化するラクターゼという酵素が小腸内に不足していることを示しています。ヨーロッパ出身の白色人種は、このラクターゼを終生持ち続けますが、日本人をはじめ、肉を主食にするイヌイット人でさえ、アジア人は成人になるとラクターゼが消失し、一般的に乳糖を消化できなくなります。このことは、何万年もの間、狩猟と牧畜で暮してきた先祖を持つ欧米人と、農耕を生業《なりわい》としてきたアジア人の歴史の違いが、それぞれの体の中に刻印されている証拠でもあります。

乳糖を大量に与えられて完全に消化できる日本人は二〇%くらいしかいないとされています。こうした事実から「牛乳を飲んでも、日本人にとっては何の栄養にもならない」と暴言を吐いた学者さえいたほどです。

牛乳の色が白いのは、牛乳のタンパク質(カゼイン)のコロイド粒子によって光が反射されるからですが、漢方の基本である陰と陽の理論で言うと、この「白」には大きな意味があります。たびたび述べてきたように、漢方では、色彩を陰と陽に大別し、青・白・緑の色を帯びたものは「陰」つまり「冷え」の性質を持っており、赤・黒・橙の色は「陽」、つまり「温」の性質を持つと考えます。そして陽は陰を求め、陰は陽と一緒になり、調和を保とうとします。こうして陰陽相半ばした状態が、「調和」「中庸」「健常」の状態です。

人間は、体温が高くて赤血球が多い「赤ちゃん」という「陽」の状態で生まれ、年齢と共に少しずつ体温が下がり、白髪になり、白内障を患うというように「冷え」の色の白を呈して、「陰」の状態の「白ちゃん」（老人）になって死にます。したがって、この陰と陽の理論（陰陽論）からすると、白色の牛乳は「赤ちゃん」にふさわしい食物であり、「白ちゃん」（老人）が飲むと、ますます体を冷やし、冷えの症状の一つである下痢をすると考えられます。「牛乳では精力がつかない。それは乳児の飲み物だからだ」という珍説（？）を唱えた栄養学者がいましたが、一理あるのかもしれません。しかし陰性の食物も、熱や塩を加えると体を温める陽性の食物に変わります。たとえば、牛乳に熱を加えて作ったチーズは色も黄色に変化し、体を温める食物に変わったことを示しています。したがって、お年寄りや「冷え性」の人には、牛乳よりチーズのほうがよいということになります。逆に、体熱が高く赤ら顔の陽性体質の人で高血圧や痛風などの陽性の病を患っている人にとっては、牛乳のほうが体を冷やし、病気治療に有益な食物だということになります。

腸をきれいにする「コーカサスの長寿食品」 ◎旬＝一年中

# ヨーグルト

*Yogurt*

**効　能**

便秘・下痢の改善、種々のガン予防、降圧作用

ノーベル賞を受賞したロシアのE・メチニコフ博士は、「コーカサス（現ジョージア共和国）の人々は、ヨーグルトをたくさん食べ、腸の中がきれいだから長寿者が多い」という学説を出しましたが、私もこの地を五回調査に訪れ、同じ結論を持つに至っています。

ヨーグルトは、牛乳を乳酸菌で発酵させたもので、牛乳中のタンパク質、A・$B_2$などのビタミン、カルシウム、マンガンなどのミネラルをそのまま含んでいる上に、乳酸菌によりタンパク質や脂肪が分解され、消化吸収されやすくなっています。

また、乳酸菌は腸内のビフィズス菌を増やして、整腸作用や大腸ガンの

予防をする他、腸内の免疫細胞に働きかけてインターフェロンを増やし、種々のガンの発生を抑えることもわかってきました。

他に、血中コレステロール低下作用や降圧作用も明らかにされています。また、豊富に含まれるマンガンがカルシウムの吸収を助け、骨・歯を強くし、骨粗しょう症の予防・改善に役立つこともわかっています。

動脈硬化を予防する「植物の恵み」

# 植物油
Oil

◎旬＝一年中

**効能**
エネルギー源、動脈硬化予防、切り傷・やけどに、老化予防、美肌効果

古代ユダヤの書物に、「オリーブ油が照明に使われていた」という記載があるということからも、人類と油の付き合いは長いことがわかります。日本でも奈良時代以前は照明用として使われ、平安時代になると食用に供されるようになったようです。南蛮文化の影響もあってか、江戸時代には、ゴマ油や落花生油《らっかせいゆ》を使って、野菜や魚介類を揚げる料理法が普及しました。「天ぷら」の語源はポルトガル語とする説と、「あぶら→あふら」、「あ」に「天《あま》」の当て字を使って「天ふら→天ぷら」になったという説があります。

植物性のものは「油」、動物性のものは「脂」と書かれ、三大栄養素の

一つで、貴重なカロリー源であり、皮膚や組織の健常性を保つためにも大切です。

ダイズ油はわが国で最も消費量の多い油で、天ぷら油、サラダ油によく使われます。ナタネ油も同様で、ダイズ油に次いで消費が多くなっています。両者とも不飽和脂肪酸のリノール酸が多いので、動脈硬化予防に有効です。

ゴマ油は、天ぷら用に用いられることが多く、リノール酸、リノレン酸が多く含まれ、しかもトコフェロール（ビタミンE）や抗酸化物質のセサモールも含まれるので、コレステロールを低下させ、動脈硬化を防ぐ力が強力です。また、消炎作用があるので、切り傷や軽いやけどには昔からよく用いられてきました。やけど、切り傷、刀傷、痔、湿疹など、外用薬としてオールマイティーの力を持つ漢方薬の「紫雲膏《しうんこう》」の主原料もゴマ油です。

紅花油（サフラワー油）は、油の中では最も多くのリノール酸を含み、よくサラダにかけて食べられ、動脈硬化予防に力を発揮します。オリーブ油は、地中海沿岸の国々では、古代エジプト時代から薬として用いられたほど。悪玉のＬＤＬコレステロールを減少させ、善玉のＨＤＬコレステロールを増加してくれるオレイン酸を七〇％以上も含み、しかもビタミンＥが含まれるので、若返りと動脈硬化、血管病の予防になります。クレタ島（ギリシャ）の島民の心臓病やガン罹患率《りかん》が低いのは、オリーブ油の多食にあるとさえ言われています。

トウモロコシ油（コーンオイル）は、トコフェロールが多く含まれ、美肌、若返りに貢献してくれます。その他、パーム油（アブラヤシ）、落花生油、ヒマワリ油などの植物油は、すべて動脈硬化予防作用があります。

生活習慣病を遠ざける「酸っぱい調味料」 ◎旬＝一年中

**効能**
食欲増進、疲労回復、殺菌、肥満予防、抗コレステロール

# 酢
*Vinegar*

酢は古くから重要な調味料として使われ、日本では米酢、欧米ではブドウやリンゴから作られるワインビネガーやアップルビネガーが主なものです。

米酢など醸造酢に含まれる酢酸・クエン酸などの有機酸は、食欲増進作用を持ち、疲労物質の乳酸を分解し、疲労回復効果を発揮します。鮨や刺身、生ガキを食べる時に酢を使うのは、殺菌作用があるため。また、二〇種類以上のアミノ酸が含まれ、うち七種類は抗肥満アミノ酸と言われ、肥満を防ぎ、コレステロールを低下させ、脂肪肝を防ぐ働きがあります。

アメリカのバーモント地方には長寿者が多く、ガン、高血圧、心臓病、

糖尿病などの生活習慣病者が少ないことが知られていましたが、その秘訣は「リンゴ酢とハチミツを小さじ二杯ずつコップに入れ、水に溶かして飲む」健康法にあるとされています。こうした超健康食品である酢も、体を冷やす（陰性食品）という憾《うら》みがあります。冷え性の人は、料理にも黒酢を使うとよいでしょう。

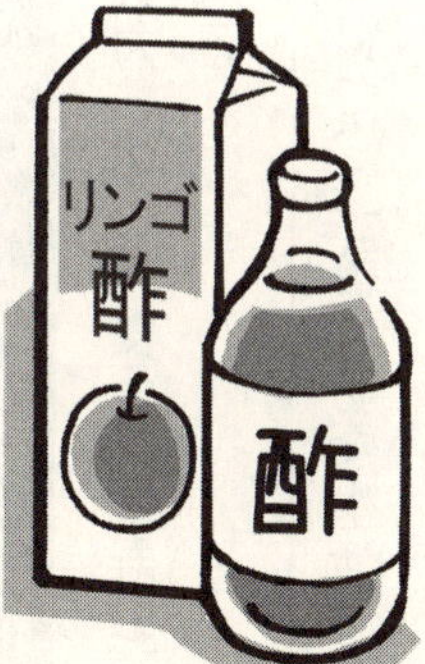

気力・体力を養う「生命の源」

# 塩・味噌・醤油

*Salts, Miso, Soy Sauce*

◎旬＝一年中

**効　能**

気力・体力を養う、長寿の源となる

塩は、旧石器時代より存在する最古の調味料で、一番大切な生活必需品であったので、貨幣の代わりとして使われたこともありました。サラリーマンの「サラ」は、古代ローマ時代に兵士の給料を「塩（サラ）」で支払っていたことに由来しています。日本でも、物々交換の市場があった土地に「塩」の字の付く地名が多いのは、塩が経済活動に深くかかわっていたことを推測させます。人間の血液や妊婦の羊水中の塩分バランスと、海水のそれが酷似していることを考えても、人間にとって塩が栄養素としていかに重要であるかがわかります。

人間に限らず、すべての生命の起源は海にあるのだから、当然と言えば当然です。海は「生み」、つまり生命を生み出した所なのです。

昔、暑い坑内での労働で、炭鉱労働者があまりの発汗で塩分を急速に喪失し、痙攣を起こして死亡することがよくありました。塩分を失うことによって、食欲不振、消化不良、疲労、倦怠、悪心《おしん》、嘔吐、めまいなどの症状をきたすばかりでなく、ひどくなると死につながります。

日本の味噌は、ゆでた大豆に塩と麴菌を混ぜ合わせ、桶などに入れて重石を載せて発酵・熟成させて造る独特の発酵食品です。

味噌には、炭水化物、脂質や良質のタンパク質が含まれ、米を主食とする日本人には不足しがちなリジンやスレオニンなどの必須アミノ酸を補ってくれます。また、味噌には強い防腐作用があるので、魚や肉、野菜などの味噌漬けは、冷蔵庫のない時代の貴重な保存食でした。

『本朝食鑑《ほんちょうしょっかん》』に、味噌は「腹中を補い、気を益《ま》し、脾胃を調え、心腎を滋《ま》し、吐を定《おさ》め瀉《はらくだし》を止め、四肢を強くし、鬚髪《ひげかみ》を烏《くろ》くし、皮膚を潤し……病後の痩せ衰えを壮にする……酒毒および鳥魚獣菜菌の毒を解する」とあり、まさに万能薬と言ってもよいでしょう。ニコチンの害も消し、血中のコレステロール低下作用もあります。

日本の醤油もまた、ダイズ、コムギ、塩、水を混合して醤油麹菌で発酵させて造る独特の調味料です。醤油には、三〇〇種類近くの香りと味の成分が含まれていることがわかっています。その香りを利用して、食物の臭みを消す方法に「醤油洗い」があります。また、熱い番茶に醤油とショウガ汁を少量たらして飲むと体が温まり、胃腸病、冷え、貧血に効くのでお試しあれ。

こうした日本人の知恵の結晶とも言うべき塩、味噌、醤油であるにもかかわらず、現代医学・栄養学は、高血圧や心筋梗塞、胃ガン、腎臓病を誘発するとして敵視し、一日一〇g以下の摂取が望ましいとしています。

しかし、私が五度、調査に出向いた旧ソ連邦のコーカサスに住むセンテナリアン（百歳以上の長寿者）たちの塩分摂取量は相当なものでした。主食の黒パンやチーズは塩辛いし、食卓に塩を入れたツボを置き、野菜や果物のみならず煮物やスープにも塩をふりかけて食べていました。当地の長寿学研究所のダラキシリビ教授に、「この地域の人々は、こんなに塩分を摂っているのに、なぜ健康で長寿なのか」と尋ねたところ、「塩分は体を温め、気力・体力を増し、健康を保つ上で一番大切な栄養素だ。ただし、体内に溜まると確かに生活習慣病の原因となる。しかし、労働や運動で発汗して排泄すれば何ら問題はない」という答えが返ってきました。そこで長寿者たちを観察すると、彼らは百歳になっても農業・牧畜に従事している働き者揃いでした。

つまり、現代人が敵視すべきは運動不足なのであって、人間にとって一番大切な栄養素である塩分を敵視するのは本末転倒もはなはだしいと言わなければなりません。

昔、東北地方の人々が塩分をたくさん摂ったのは、寒さから体を守るためだったのです。塩分が不足すると体が冷え、体力のみならず気力をも衰えさせる。したがって、体の要求に応じて塩分をしっかり摂り、運動、入浴、サウナなどで発汗して余分な塩分を排泄するのが正しい健康法なのです。

『本朝食鑑』にも、塩は「無害……毒を解し、血を涼《きよらか》にし、燥（乾き）を潤し、痛を定め、痒《かゆみ》を止め……癰疔《ようちょう》（顔にできる悪性のできもの）を治し、熱腫を散らし、疥癬を癒す」とあります。

なお、塩はミネラルを存分に含む粗塩を用いるに越したことはありません。

人間のエネルギー源となる「天然の甘味料」　◎旬＝一年中

# 黒砂糖・ハチミツ

*Brown Sugar, Honey*

**効能**

エネルギー源、骨歯の強化（黒砂糖）、万能の妙薬（ハチミツ）

「Sugarization is Civilization.」と言われるように、文明が進むと共に砂糖の摂取量は増えてくるものです。ところが、甘味の代表、白砂糖はビタミン類やミネラル類がほとんど含有されず、九九％以上が糖質から成っているため、糖尿病や肥満、虫歯の要因になるとして忌避されがちです（ただし、紹興酒に氷砂糖を入れる習性があるように、白砂糖にも強壮作用がありま す）。

しかし、黒砂糖やハチミツには、その糖質を体内で利用・燃焼するのに必要な$B_1$・$B_2$などのビタミンやカリウム、鉄、亜鉛などのミネラルも存分に含まれ、特に、黒砂糖のカルシウムの含有量は約三〇〇mgと白砂糖の一五〇倍も入っていますので、むしろ、黒砂糖の摂取は骨・歯を強くします。また、亜鉛には強壮作用があります。

ハチミツに至っては、古代エジプト時代より解熱剤、緩下剤、止痢剤、回春剤などとして使われてきただけあり、強力な薬効があります。

科学的にも、殺菌効果、脳神経伝達物質のセロトニンによる鎮静・入眠効果、整腸効果（下痢にも便秘にも）などが明らかにされていますが、近年発見されたイソマルトオリゴ糖が、腸内のビフィズス菌の増殖を助け、腸の免疫細胞を活性化し、ガンを予防することがわかっています。

『本草綱目《ほんぞうこうもく》』に「万病に効く不老長寿薬……」と記されているのも、うなずけます。

万病の予防・改善になる「日本の伝統食品」　◎旬＝一年中

# 梅干し

*Japanese Apricots*

**効　能**

食欲増進、疲労回復、殺菌作用（下痢に）、風邪・二日酔いの改善

ウメはバラ科の小高木。東部アジア温帯原産。日本のウメは、中国渡来のものと原生種との交配種です。

梅干しは、日本独特のもの。梅干しに含まれるクエン酸、リンゴ酸、コハク酸などの有機酸は、だ液や胃液の分泌を増して食欲増進、消化促進に役立つ他、特にクエン酸は疲労物質の乳酸の燃焼を助けて疲労回復を促します。

昔のお弁当は、日の丸弁当に決まっていましたが、梅干しの有機酸（特にクエン酸）が殺菌作用を持っているためです。また、梅干しに含まれるベンズアルデヒドや安息香酸は強力な防腐作用があるため、抗生物質のな

かった第二次大戦前の日本では、下痢、腹痛のみならず、腸チフスや赤痢にも梅干しを用いていました。

一日最低一個の梅干しを摂ると、万病の予防・改善につながります。風邪には、梅干し二個を黒焼きしたものを湯のみに入れ、熱湯を注いで飲むとよいし、二日酔い・乗物酔いには、梅干しをお茶に入れて飲むとよいでしょう。

# ラッキョウ

*Scallion*

**効能**

疲労回復、痛みやこり・狭心症・心筋梗塞の予防

中国原産のネギ属の多年生。日本に入ってきたのは中世で、薬用として用いられ、江戸時代からは次第に食用にもされるようになりました。ニラ、ニンニク、ネギ、タマネギと同じくアリウム属の野菜なので、同様の薬効があります。「薬効」の主役はジメチル・トリスルフィドやメチル・アリルトリスルフィドなどの硫化アリルで、ビタミン$B_1$の吸収を助けて、疲労回復、こりや痛みを改善します。

また、血液の流れをよくして血液を浄化することは以前から知られていましたが、心臓の筋肉に栄養を送る冠動脈（ここで血栓が起こると心筋梗塞になる）に作用して、冠動脈を拡張したり、血栓を溶かすことが動物実

験で確かめられています。

ラッキョウとキカラスウリを酒と水で煎じて飲む、漢方薬の「括呂外薤《かろがい》白白酒湯《はくはくしゅとう》」は、狭心症や心筋梗塞に使われる薬です。狭心症の胸の痛みや心筋梗塞の予防には、ラッキョウ漬けを一日三～四粒食べるとよいでしょう。

脂質異常症(高脂血症)を予防する「超健康食品」　◎旬＝一年中

# 豆腐
*Tofu*

**効能**　脂質異常症（高脂血症）の予防、健脳

豆腐は中国・漢の高祖《こうそ》の孫、淮南王劉安《わいなんおうりゅうあん》（紀元前一二二年没）が考案したとされます。わが国には遣唐僧らによって伝えられ、寺院の精進料理の素材として重宝がられました。

一般庶民の食べ物になるのは、江戸時代になってから。一七八二（天明二）年には、珍しい豆腐料理の解説書『豆腐百珍』が出版され、以後、『豆腐百珍続編』『豆腐百珍余録』と次々に刊行されていることからも、当時の豆腐の人気をうかがい知ることができます。

豆腐は大豆を一昼夜水につけ、摩砕《まさい》してドロドロにしたものを煮て、濾《ろ》過《か》して豆乳を作り、これにニガリ（塩化マグネシウム、または硫酸カルシウ

ム）を加えて、タンパク質と脂肪を一緒に沈殿・凝固させ、型箱で成形したものです。

なお、豆腐から作られるものとして、凍り豆腐、油揚げ、がんもどき、湯葉などがあります。凍り豆腐は、豆腐を凍結させ約三週間冷凍した後、解凍、脱水、乾燥させたもので、高野山の僧侶が保存食として考案したので高野豆腐とも言います。

豆腐を薄く切って水を切り、油で揚げたものが油揚げ。また、豆腐を崩し、とろろ芋、ニンジン、コンブなどと混ぜて成形し、油で揚げたものががんもどきです。さらに、豆腐を平たい鍋に入れて加熱し、表面にできた皮膜を棒にかけてすくいとり、天日で乾燥させたものが干し湯葉です。

豆腐は、その「軟らかさ・頼りなさ」から「のれんに腕押し」と同様の意味で、「豆腐にかすがい」という言葉にも使われます。しかし、栄養学的には非常にすぐれた植物性タンパク質と、脂質異常症（高脂血症）を予防するリノール酸やリノレン酸などの不飽和脂肪酸、脳の働きをよくする大豆レシチン、カルシウム、カリウム、亜鉛、鉄などのミネラル、ビタミンB1・B2・Eをバランスよく含む超健康食品です。しかも、消化吸収率がほぼ一〇〇％で、胃腸病の人、赤ちゃんやお年寄りには格好の栄養補給食品となります。昔の高僧に、精進料理だけ食べて長寿を保つ人が多かったのも、この豆腐の栄養価のおかげだったと思われます。

『本草綱目《ほんぞうこうもく》』にも「中を寛くし、気を益し、脾胃を和し、血を清め、熱を散ずる」とあります。つまり、胃腸の働きをよくして気力を高め、血液を浄化し、発熱を抑える作用がある、という意味です。したがって、脳卒中（脳溢血）や打撲傷に豆腐の湿布（豆腐半丁をつぶして小麦粉三分の一カップを加えてかき混ぜ、ガーゼにのばして患部に貼る）が昔から重用されてきたのです。

豆腐は外観が白く、軟らかい（水分が多い）ので、陰陽論的には体を冷やす陰性食品です。それゆえ、夏に冷やして食べると旨いわけです。また、「冷え性」の人が豆腐を食べる時は、湯豆腐にしたり、味噌汁に入れたり、麻婆豆腐にしたりと、熱を加えて体を温める陽性食品に変化させて食べると健康によい、ということになります。逆に、「ずんぐり、むっくり、赤ら顔の高血圧のおじさん」と表現される陽性体質の人は、冷奴をおいしいと感じるし、体にもよいわけです。

「豆腐と芸者は硬くては売れぬ」や「豆腐と浮世は軟らかでなければいかず」などという格言も、日本人がいかに豆腐に親しんできたかを物語っています。

明《みん》からインゲンマメを伝えたとされる黄檗宗《おうばくしゅう》の開祖・隠元《いんげん》和尚も、「世の中は豆で四角でやはらかでまた老若に憎まれもせず」と、豆腐のような柔軟な生き方を礼賛しています。豆腐の面目躍如です。

発ガン物質の発生を防ぐ「百肴の王」　◎旬＝一年中

# 納豆
*Natto*

**効能**
殺菌・抗菌、血栓の融解、発ガン物の抑制、下痢の改善

納豆は、「稲のわら」に包まれていた大豆が発酵して偶然にできたもので、古く中国から伝わり、日本では最初、寺院で作られ、僧侶が種々の工夫をこらして改良し、やがて僧房の納所《なつしょ》で作られるようになったので、「納豆」と呼ばれるようになったそうです。現在では、大豆を蒸し煮して枯草菌の一種の納豆菌をふりかけ、四〇～五〇℃の部屋で約二十時間発酵させせて作ります。その特徴ある香りは、ジアセチル、テトラメチルピラジンなどによるもので、糸引き性の粘着物はグルタミン酸ポリペプチドとフラクタンによるものです。

納豆菌の力が強いほど「糸をよく引く」とされますが、このことは、大

豆タンパク質の一〇％前後がアミノ酸にまで分解され、消化がよくなっていることも示しています。「消化が悪い」という大豆の欠点を解消したということです。

「消化のよさ」の理由を具体的に言うと、タンパク質をアミノ酸に分解するプロテアーゼ、でんぷんをブドウ糖にするアミラーゼ、脂肪を分解するリパーゼの他、カタラーゼ、ウレアーゼ、トリプシンなどの種々の消化酵素が、納豆が作られる過程で生成されるからです。したがって納豆は、お年寄りや子供、病人にとって格好の栄養食品となります。

納豆には強肝作用や抗脂血作用を有するビタミン$B_2$・$B_6$が大豆より多く含有され、血栓（脳梗塞・心筋梗塞などの原因）融解に役立つナットウキナーゼも含まれています。

納豆一パック（約一〇〇g）を食べると約一〇〇〇億個の納豆菌が腸の中に入り、腸内の悪玉菌や病原菌を殺し、下痢や便秘、さらには発ガン物質の発生を抑えてくれます。

また「酒は百薬の長、納豆は百肴《ひやっこう》の王」とか、「納豆をつまみにすると悪酔いしない」とか言われるのは、納豆が胃の中のアルコールを吸収・解毒して胃壁を保護し、その上、肝臓でのアルコール分解を促進するからとされています。

『本朝食鑑《ほんちょうしょっかん》』にも、「納豆は腹中をととのえ、食をすすめ、毒を解す」とあり、現代医学や栄養学が明らかにした納豆の効能を、すでに的確に言い当てています。

昔から、オクラ、ヤマイモなどや、ドジョウ、ナマコなどのネバネバ・ヌルヌルした食品は滋養強壮作用があるとされていますが、そのネバネバ・ヌルヌルの主成分はムチン（タンパクの一種）や多糖類です。納豆も例外ではありません。納豆を食べれば、夫婦は「納豆のような仲」（オシドリ夫婦）になるでしょう。なぜなら、ムチンの他、精子の成分の一つであるアルギニンが納豆に含まれており、それが納豆の強壮・強精作用の一翼を担っているからです。

陰陽論的に言うと、納豆は外観が薄黄色の大豆が熱を加えられて茶色に変色、つまり、色が濃くなった食品なので、体を温める陽性食品に変化したことを意味しています。昔から、暖かい関西地方ではさほど納豆は好まれず、より気温の低い関東以北で好んで食べられるのは、そのせいでしょう。

「腹くだしには納豆汁」と言って、特に東北地方などで下痢（漢方で言う、冷え＝陰性の病気）をしている時に納豆汁（よくすってペースト状にした納豆を、味噌汁が出来上がる寸前に入れる）を食べたのは、納豆と味噌が腸と体を温めて止痢作用を発揮することが経験的にわかっていたためでしょう。

これまでに述べてきたように、納豆には種々の栄養素が含まれていますが、納豆に不足しているビタミンAとCを豊富に含んでいる大根おろし、ネギ、青ノリ、シソなどを薬味にすれば、栄養学的にも、味的にも、よりいっそう塩梅《あんばい》のよい食べ物になるでしょう。

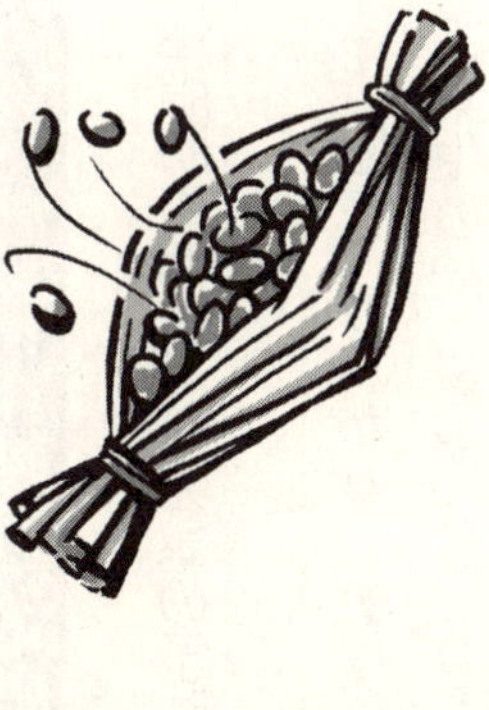

「カテキン」が活性酸素を取り除く　◎旬＝一年中

# 緑茶・紅茶

*Tea*

**効能**

中性脂肪の低下、胃ガンの予防

緑茶はツバキ科の茶の木の新芽を蒸して、揉捻《じゅうねん》機でもみながら乾燥させたものです。蒸すという作業を行うのは、茶葉中の酸化酵素（ポリフェノールオキシダーゼ）を破壊し、発酵を止め、茶葉の鮮緑色を維持するため。これに対して、茶葉を萎《しな》びさせながらよくもみ、酸化酵素の働きで発酵させると、カテキン類が酸化されてテオフラビンやテアルビジンに変化し、赤色や褐色の色調と香気を持った紅茶ができます。つまり、緑茶が無発酵茶であるのに対して、紅茶は発酵茶です。また、半発酵状態で止めたものがウーロン茶です。

漢方でも、緑茶は「血を清め、尿を通じ、食欲を益し、疲れを癒し、心身を爽快にする」とされますが、現代科学も、緑茶のさまざまな効能を明らかにしています。含有成分のカテキンが脂質代謝を改善し、血中コレステロール、中性脂肪値を低下させる。同じくエピガロカテキンは、殺菌・抗毒作用があり、コレラ菌、赤痢菌、O－157、風邪ウイルスなどを殺菌する作用を持っています。風邪を引いた時ののどの痛みには、緑茶でうがいをすると効果があります。またピロリ菌をも殺菌するので、胃潰瘍や胃ガンも防ぎます。

また、このカテキン類は活性酸素を除去する作用があるので、緑茶はガンをはじめ万病を予防すると言えます。その他、緑茶の中のカフェインには覚醒作用、利尿作用があり、ストレス解消にも役立ちます。さらにビタミンCが豊富なので、風邪の予防や美肌効果も期待できます。ビタミンC不足から起こる「壊血病」は、ヨーロッパでは「風土病」として長年恐れられてきましたが、日本の歴史には登場しません。これも「日常茶飯事」

という言葉に見られるように、日本人が昔から緑茶を飲んできたおかげでしょう。

これほど結構ずくめの緑茶も、体をあまり動かさない人が飲みすぎると「有害」になることがあります。私はこれまで、何百人ものリウマチ患者を診てきましたが、その方々に初診の時、「あなたは、お茶や果物が大好きでしょう？」と尋ねると、例外なく「はい」の答えが返ってきます。緑茶も果物も、含有成分は健康によい成分ばかりなのですが、「お茶」の九九・八％は水分だし、果物も水菓子と称されるように九〇％以上が水分です。

雨が降ると頭痛や神経痛が起こりやすいという人が多いし、寒いと腰痛や関節痛がひどくなるという人も少なくありません。リウマチをはじめとするこうした「痛み」の病気は、漢方では「冷え」と「湿気（水）」によって生ずると考えます。その証拠に、入浴などで体を温めると痛みは軽減します。したがって、運動や労働を十分にしない人がお茶や果物などで水分を摂りすぎると、体内に水分過剰＝「冷え」を招き、リウマチなど種々の痛みの病気になりやすいわけです。

お茶はインドが原産、つまり南方産のものだから、本来は体を冷やす陰性食品です。インドを統治していたイギリス人が、緑茶のあまりのおいしさに、イギリスに持ち帰って飲んでみたのですが、「体が冷えておいしくない」ことを悟り、やがて紅茶を飲むようになったわけです。発酵させて暖色の赤（黒）に変化した紅茶は、体を温める作用を持つようになったのです。寒いヨーロッパで緑茶が普及しなかった所以でもあります。カテキンも、紅茶には玉露に次ぐほど多く含まれています。

以前、健康雑誌で、一杯の紅茶に一つまみのすりおろしショウガとハチミツ適量を入れた「ショウガ紅茶（三二ページ参照）」を毎日二〜三杯飲む健康法を提唱したところ、実践された読者から、「体重が三カ月で五キロ減った」「むくみがとれた」「血圧が下がった」「痛みが軽減した」「便秘がよくなった」などのお便りを多数頂戴しました。紅茶とショウガの体を温める作用と利尿作用の相乗効果によるものと思われます。ぜひ、お試しあれ。

「セックス・ミネラル」が豊富な強壮・強精剤　◎旬＝一年中

# ココア・チョコレート

*Cocoa, Chocolate*

**効能**

体を温める、強壮・強精作用

アオギリ科のセオブロマ・カカオ（カカオ樹）という木になる実（カカオ・ビーンズ）をすりつぶし、種々の香料を混ぜて水で溶いたものを、古代マヤ人たちは強壮・強精剤として愛用していました。このカカオを一五一九年、母国スペインに持ち帰ったのが、アステカ王国を滅ぼしたコルテスです。

現在のココアは、カカオ・ビーンズを炒って種皮と胚芽を取り去った後に残るニブ（胚乳）を摩砕し、圧搾した時にできるココアバターの一部を除去して粉末にしたものです。

混ぜもののないピュアココアと、粉乳・砂糖などを混合したミルクココアがありますが、脂肪含有量は前者が二一・六%、後者が六・八%、タンパク含有量は前者が一八・九%、後者が七・四%と、いずれにしても高タンパク・高脂肪食品です。といっても脂肪は植物性脂肪なので、摂りすぎない限り脂質異常症(高脂血症)を促すことはなく、むしろ抗脂血的に働きます。

ビタミンA、B群、Eなどのビタミン類、カルシウム、鉄、カリウム、マグネシウムなどのミネラル類も豊富に含まれています。特に「セックス・ミネラル」と呼ばれる亜鉛の含有量の多さは、ショウガなどと同様に、特筆に値します。

コルテスは「カカオを一杯飲むと人は一日中歩き続けることができる」と言っていますが、古代マヤ人が強壮・強精剤として愛用していたことがうなずけます。

ココアには食物繊維の一種のリグニンも含まれています。腸内の有用菌

(ビフィズス菌や乳酸菌など)を育てて整腸作用を促し、便秘を防ぎ、余分なコレステロール、脂肪、糖分、発ガン性物質を大便と共に排泄し、脂質異常症(高脂血症)、糖尿病、ガンの予防に役立ちます。

また、ココアには、緑茶・紅茶などと同様に、活性酸素を除去するカテキン類も豊富に含まれています。ガン、動脈硬化、老化などの予防にも効果を示す食品の一つです。なお、ココアにはコーヒーと同じように大量のカフェインが含まれていると誤解している向きもありますが、実はココアのカフェイン含有量はお茶やコーヒーに比べて少ないのです。

漢方の陰陽論で言うと、ココアは熱帯産のため、体を冷やす陰性食品であると考えられがちですが、硬い(水分が少ない)種子が原料であること、外観が濃い焦げ茶色であること(陽性の属性)から、体を温める陽性食品です。ココアを飲むと体が温まるのはその証拠。「冷え性」の人は、緑茶やコーヒーよりもココアのほうが健康によいでしょう。

ココアといえば、チョコレートの原料ですが、南米から欧州に伝わったココアは、やがて粉にして菓子を作る原料にも用いられ、一八七六年、スイスで初めてチョコレート（板チョコ）が誕生しました。

よく知られているようにチョコレートは、高タンパク、高脂肪、高糖質、高カロリー、高ビタミン、高ミネラルな食品です。ちなみに、ミルクチョコレート一〇〇g中のカロリーは五五・三㎉で、タンパク質八・五g、脂質三三・三g、糖質五四・四g、カルシウム二六〇mg、鉄一・二mg、亜鉛一五〇〇μg、ビタミン$B_1$〇・〇八mg、$B_2$〇・三四mg、E一・二mgが含まれています。

しかも、前述したように、漢方の観点から言っても、体を温める陽性食品であるココアを原料にしているため、チョコレートは非常食としても最適です。冬山で遭難して救助された人が、「毎日、チョコレートと水で飢えをしのいだ」という言葉をよく口にするのもうなずけるわけです。

二月十四日はバレンタインデー。女性が男性にチョコレートを贈る習慣がすっかり定着しました。女性は意中の男性にチョコレートを贈る時、チョコレートが高栄養で、強壮・強精、ひいては催淫作用を有し、心身の情熱を燃やす食べ物であるということを知っているのでしょうか。それとも、女性本能に根ざした「深謀遠慮」なのでしょうか。

動脈硬化を予防する「キリストの血」

# 赤ワイン

*Red Wine*

◎旬＝一年中

**効能**

造血、体を温める、動脈硬化の予防

ワインの歴史は人類の歴史と同じくらい古いものです。『旧約聖書』にも「ワイン」の文字は五〇カ所以上出てくるし、「ノアの箱舟」で有名なノアは、大洪水が引いた後、真っ先に畑でブドウを作り、ブドウ酒を造って飲んだと言います。ブドウにワイン酵母を加えて発酵させた醸造酒がワインですが、ブドウの皮にはこのワイン酵母がいつもくっついているので、ブドウを放置しておいてもワインができます。

赤ワインは、赤色または黒色のブドウの果実をつぶして、果汁、果皮共に発酵させてしぼったもので、白ワインは、緑色または赤色ブドウを原料にし、しぼった汁を発酵させたものです。発酵直後のワインを樫《かし》の樽に入れて熟成させると乳酸菌が繁殖し、ワイン中のリンゴ酸を乳酸に変化させ（マロラクティック発酵）、酸味がとれて味も香りもまろやかになります。

ワインの主成分は、アルコール（八〜一四％）とグリセリン（〇・五〜一％）で、グリセリンが多く含まれるほどワインにコクを与え、甘口ワインになります。その状態が最も進んだものが貴腐《きふ》ワインです。

赤ワインの渋味は、抗酸化作用＝抗ガン作用として有名なカテキンが、ワイン貯蔵中に重合して醸し出されます。さらに、赤ワインには、善玉のHDLコレステロール（動脈硬化を予防してくれる）を増やしてくれるポリフェノールが白ワインの一〇倍も含まれているということで、「赤ワイン健康法」が提唱され、ちょっとしたブームになったのをご記憶の方も多いでしょう。

ドイツのワイン・アカデミー科学委員会のニコライ・ボルム博士は、「ワインは心臓病の他、脳梗塞、ガンの予防、ストレスの解消に役立つ。

ワイン製造の途中でブドウの皮や種子から生成されるポリフェノールが血行をよくして緊張感を取り去り、血圧を下げたり、ストレスを解消する」と、『英国医学会誌』(一九九五年五月六日号) に発表しています。

また、デンマーク・コペンハーゲンで、一万三〇〇〇人の男女を十二年間も調査した結果、まったくアルコールを飲まない人に比べ、ワインを毎日三~五杯飲む人は、心臓病、脳梗塞などの循環器系疾患での死亡率が五六%も低かったとのこと。ビールを飲む人も二八%低かったが、ウイスキー、ブランデー、ウォツカ、ジン、ラムなどの蒸留酒を飲む人の循環器系疾患での死亡率は、逆に三五%も高かったと言います。

さらに、アメリカ、イリノイ大学のJ・ペズート博士らは、「ワインやブドウに含まれるレスベラトロールという物質が発ガンを抑制し、ガンの転移も防ぐ」とアメリカの権威ある科学誌「サイエンス」に発表しています。レスベラトロールは「長寿遺伝子」を活性化させることも明らかにされています。

こうして見ると、ヨーロッパでは古くから、ワインが「薬」として用いられてきたのもうなずけます。キリスト教では、赤ワインはキリストの血にたとえられ、神への供物には必ず赤ワインが用いられてきたのは周知のことですが、古代ギリシャでは、戦場での傷口の消毒をはじめ、便秘、不眠症などの解消に用いられてきました。また、今でもヨーロッパのある地域では、心臓発作の時はワインを口に含ませる習慣が残っています。

これまでたびたび述べてきた漢方の「相似の理論」で考えてみると、赤ワインは血の色をしているので血を増やし、体を温めてくれるのです。

実際のところ赤ワインには、造血成分の鉄が豊富に含まれています。体を温め、血行をよくして造血作用も有する赤ワインは、漢方的に言っても心臓病、脳卒中、冷え、貧血、風邪、生理不順など、種々の病気の予防や治療の助けになると考えることができます。

ガン細胞の増殖を抑える「日本の醸造酒」 ◎旬＝一年中

# 日本酒

*Rice Wine/Japanese Wine*

**効能**　ガン予防、体を温める

すべてのアルコール飲料は、糖または炭水化物の糖化物を原料にして、酵母によってアルコール発酵させて醸造したものです。日本酒、ビール、ワインなどの醸造酒と呼ばれるものは、発酵させたものをしぼっただけのお酒で、アルコール分は低く、エキス分が高くなっています。これに対して蒸留酒と呼ばれるものは、ウイスキー、ブランデー、ウォツカ、ジン、ラム、焼酎など、醸造酒を蒸留して造った酒で、アルコール分が高く、エキス分は低くなっています。『古事記』に「コノハナサクヤ姫」が、米を嚙んで酒を造った、というくだりがありますが、米（でんぷん）の糖化が唾液（アミラーゼ）によって促進されたのでしょう。もともと、「酒を醸す」＝「醸造」の「かもす」の語源は「噛む」に由来しているようです。

ウイスキーは大きく二つに分けられます。大麦麦芽を糖化してアルコール発酵させた後、蒸留したものをモルトウイスキー、穀類（コーン、ライ麦など）と麦芽を糖化してアルコール発酵させたものをグレーンウイスキーと言います。その後、オーク樽に貯蔵して熟成させます。アメリカン（バーボン）・ウイスキーで二年以上、スコッチ・モルトウイスキーで三年以上の熟成が義務付けられています。

ブランデーは果実酒を蒸留したものの総称で、アップルブランデーなどもありますが、単にブランデーと言う時はブドウのブランデーのことです。ワインを蒸留して得た七〇%くらいのアルコール分の蒸留酒をオークの新樽に詰めて貯蔵すると、時間の経過と共に芳香と甘味が醸し出され、色も濃くなってきます。ブランデーに表記してある「三星印」で五～八年、「V・O」で十～十五年、「V・S・O」で十五～二十年、「V・S・

O・P」で二十〜三十年、「X・O」「ナポレオン」で四十〜七十年、「Extra」に至っては七十年以上の貯蔵期間を表しています。

東洋医学的に言うと、ウイスキーの原料が涼性の大麦なので、ウィスキーは体を冷やすと言えます。これに対して日本酒やブランデーは、その原料が間性食品（陽性と陰性の中間食品）である米やブドウなので、日本酒やブランデーは体を温めるということになります。つまり、ウイスキーは陽性体質の人向きのアルコールであり、肉食（陽性食品）とは相性がよく、日本酒やブランデーは「冷え性」の人に向いているということになります。

デンマークの防疫研究所の調査では、一九六四年から一九九三年までの三十年間に、二万八〇〇〇人の男女のアルコール摂取状況と肺ガン発生率を調べた結果、ワインを週に一四杯以上飲む人の肺ガン罹患率は、飲まない人より五〇%も低いのに対して、ウイスキーやブランデーなどの蒸留酒を飲む人は逆に五〇%も高いということがわかっています。

「赤ワイン」のところでも述べましたが、デンマークでの疫学調査でワインを飲む人の循環器系疾患での死亡率は、飲まない人より五六%低く、逆に、ウイスキー、ブランデー、ウォツカ、ジン、ラムなどの蒸留酒を飲む人の同疾患での死亡率は三五%も高かったのです。日本でも、秋田大学医学部の滝澤行雄名誉教授が、「日本酒には、ガン細胞の増殖を抑える働きがあるが、ウイスキー、ブランデーなどの蒸留酒には、その作用がない。日本酒に含まれるアミノ酸や糖類などのエキス分にガンを抑える効果があるらしい」と発表しています。したがって、アルコール類は、エキス分を多く含む醸造酒のほうが、健康効果が高いという結論になりそうです。とはいえ、日本酒なら二合、ワインならグラス二~三杯、ビールなら大瓶二本以内の酒量が、体を温め、善玉のHDLコレステロールを増やして、「酒は百薬の長」となりえる限度のようです。くれぐれも、飲みすぎにご注意を。

「大麦の醸造酒」が善玉コレステロールを増やす　◎旬＝一年中

# ビール

*Beer*

**効能**

動脈硬化・胆石の予防

ビールは、大麦の麦芽とホップと水を原料にして発酵させた醸造酒です。大麦を発芽させて乾燥・焙焼して麦芽を作ります。その麦芽を粉砕して温湯と混ぜ、六五℃くらいで糖化させ、麦芽成分を溶出させて濾過《ろか》すると麦芽汁となります。この過程で、ビール色のもとになるメラノイジンとビール独特の香り（麦芽香）が醸し出されます。その後、ビールの苦味に大いに関与しているホップを麦芽汁に加え、冷却して濾過します。

さらに、これに酵母を加えて発酵させ、貯蔵槽に移します。〇〜二℃で二〜三カ月、さらに発酵させる（後発酵）と、われわれが日頃口にしているビールが出来上がります。

ビールの主成分は、アルコール（五％前後）と三〜四％のエキスです。エキスの大半はデキストリン、マルトースなどの炭水化物ですが、少量のタンパク質（約〇・五％）も含まれます。

少量ですが、タンパク質はビールの泡立ちや味覚と大いに関係がありますす。ビールの特徴と言えば、あの白い泡ですが、これは大麦が発芽中にできる起泡タンパクとイソフムロンの複合物とされます。

ちなみに、ビールは瓶詰めにする時は加熱・除菌をするのが普通ですが、それをしないのが生ビールです。

ビールも赤ワインなどと同様、適度（一日大瓶二本以内）に飲むと、動脈硬化を予防してくれる善玉のＨＤＬコレステロールを増やす作用があります。

フィンランドの国立公衆衛生研究所のピエトネン博士が、二万七〇〇〇人のフィンランド人男性の食生活を三年間にわたり分析したところ、毎日ビールをグラス一～二杯飲む人は、まったく飲まない人より、胆石のできる危険性が四〇％も下がることがわかったと言います。

その理由として、ビールの利尿作用と、原料のホップが胆石の構成成分の一つであるカルシウムの排泄を促すことを挙げています。

ただ、ビールにも欠点がないわけではありません。尿酸のもとになるプリン体を含むので、飲みすぎると高尿酸血症→痛風になる危険性が高まるからです。

漢方の陰陽論から言うと、ビールは水分を多く含み、さらに原料が漢方で言う涼性（体を冷やす性質）の大麦からできているので、体を冷やす陰性食品です。ですから、夏の暑い時に旨いのは当然のことです。

したがって、「冷え性」の人がビールを飲む時は、体を温める陽性食品をつまみにするとよいでしょう。

塩辛、フライドポテト（ポテトチップ）、塩鮭、佃煮、明太子などの塩分の多い食物（陽性食品）が、ビールのつまみとして旨いのは理にかなっています。

ビールのつまみとして、もう一つ忘れてならないのがピーナッツ。一〇〇g中五六〇kcal、タンパク質が二五g、脂肪が四七gも含まれる高栄養食品だからです。

しかも、その脂肪のほとんどが不飽和脂肪酸なので、動脈硬化を予防する作用もあります。その他、ビタミン$B_1$・E、コリン、パントテン酸などのビタミン類、カルシウム、マグネシウム、カリウムなどのミネラルも豊富に含まれています。ビタミン$B_1$はアルコールの代謝を促進し、パントテン酸とカルシウムはストレスに抗する栄養素です。

ピーナッツをつまみにしながらビールを飲むと、日頃のストレス解消にも役立つというわけです。

漢方の陰陽論で言っても、小さくて硬い（水分が少ない）ピーナッツは陽性食品です。陰性のビールと陽性のピーナッツで「よい塩梅」となります。

なお、冬にビールを飲む時は、たとえ「冷え性」の人でなくとも、黒ビールを飲むのがベターです。麦芽を焦がして造る黒ビールは、黒い色なので陽性度が高く、普通のビールより体を温める作用が強いからです。

最後になりましたが、近年、焼酎がブームになっています。焼酎に限らずメキシコのテキーラ（サボテンが原料）など暖かい地域で造られる蒸留酒は、スカッと酔いのさめるのも速く、二日酔いになりにくいことが、その理由のようです。その上、焼酎を飲むと、血管の内皮細胞から血栓（脳梗塞、心筋梗塞）を溶解するウロキナーゼの産生が促されることが明らかにされたことも焼酎ブームの火つけ役になったものと思われます。

ちなみに、ウロキナーゼ産生能は、焼酎が一番強力で、以下、日本酒、赤ワイン、ビール、ウイスキーの順です。

# あとがき

「薬食同源」という言葉がありますが、「薬と食物はもともとは同じもの」という意味です。

肉食動物の犬や猫さえも、体調を崩すと路傍《ろぼう》の草を食べて体調を整えようとしている光景を、時々見かけることがあります。

われわれ人間も、洋の東西を問わず、現代のような化学薬品が作られる前は、身の回りにある草や野菜や果物、時には魚介などの小動物を食べることにより、病気や体調不良を改善してきたわけです。

「食べ物」の中にある「薬効」を、長い間の経験と知恵により体得し、健康づくりに役立ててきた、ということになります。

その後、西洋の科学は、「食べ物」から薬効成分のみを抽出することに成功し、やがてそれを科学的に合成して、薬を作るようになるわけですが、薬効成分のみから成る薬は効果が強力である、という反面、副作用も併存する、という欠点があります。なぜなら野菜や果物の中の「薬効」成分以外の成分が「薬効の行きすぎ」＝副作用を防いでいるからです。

その点、自然の食べ物が持つ薬効成分には有害作用はありません。本書に記したショウガやニンジン、ニンニク、タマネギ……などをはじめ、種々の「薬食」を日常の食生活に大いに用いられ、ますますの健康を得てほしいと思います。

毎年四〇兆円以上の莫大な医療費が使われているにもかかわらず、病気や病人は増え続けています。われわれには、「自分の健康は自分で守る」という気概が必要なのではないでしょうか。

なお、本書の《民間療法》は、体質によってトラブルを引き起こす場合がありますので、ご注意ください。特に肌に直接施術する療法で、肌にトラブルを引き起こした場合には、ただちに施術を中止してください。例えば、ショウガ湿布の場合、施術の前にショウガ汁少量を、手の甲や腕の皮ふにぬってアレルギー反応がないことを確かめる必要があります。

最後に、二〇〇六年四月に発行され約十年で三〇万部以上のロングセラーになった本書に、加筆・修正を加えて出版するべく種々アドバイスを下さり、編集をして下さったＰＨＰ研究所の加納新也氏に深甚なる御礼を申し上げたいと思います。

二〇一九年八月

石原結實

【ら】



【わ】

**【ま】**



**【や】**

【は】

## 【な】

**【た】**

## 【さ】

## 病名・効能さくいん

【あ】

著者紹介
**石原結實**（いしはら　ゆうみ）
1948年、長崎市生まれ。長崎大学医学部を卒業して、血液内科を専攻。のちに同大学院博士課程で「白血球の働きと食物・運動の関係」について研究し、医学博士の学位を取得。スイスの自然療法病院、B・ベンナー・クリニックやモスクワの断食療法病院でがんをはじめとする種々の病気、自然療法を勉強。コーカサス地方の長寿村にも長寿食の研究に5回赴く（ジョージア共和国科学アカデミー長寿医学会名誉会員）。テレビ、ラジオなどの出演や全国講演でも活躍中。著書は、『「食べない」健康法』（ＰＨＰ研究所）、『「体を温める」と病気は必ず治る』（三笠書房）、『超一流は無駄に食べない』『症状でわかる!Dr.石原のお悩み相談室』（以上、海竜社）など300冊以上にのぼる。

イシハラクリニック（内科）
〒135-0004
東京都江東区森下1-5-5-607
TEL 03-3632-8028

この作品は、2006年5月にPHP文庫から刊行された『「医者いらず」の食べ物事典』を改版し、加筆・修正したものである。

PHP文庫　大きな字で読む「医者いらず」の食べ物事典

2019年9月17日　第1版第1刷

| | | |
|---|---|---|
| 著者 | 石原結實 | |
| 発行者 | 後藤淳一 | |
| 発行所 | 株式会社PHP研究所 | |
| 東京本部 | 〒135-8137 江東区豊洲5-6-52 | |
| | 第四制作部文庫課 | ☎03-3520-9617(編集) |
| | 普及部 | ☎03-3520-9630(販売) |
| 京都本部 | 〒601-8411 京都市南区西九条北ノ内町11 | |
| PHP INTERFACE | https://www.php.co.jp/ | |
| 組版 | 朝日メディアインターナショナル株式会社 | |
| 印刷所<br>製本所 | 図書印刷株式会社 | |


ISBN978-4-569-76966-0